协和专家

医学减肥处方

完全执行手册

主编：陈伟

海南出版社

·海口·

理顺自己的生活，
带着平和的心态开始减肥吧！

前言

FOREWORD

肥胖是当今世界最大的公共卫生问题之一。全球有超过19亿成年人超重，肥胖者超过5亿。近年来，我国的超重人口数量激增，且出现年轻化趋势。据统计，2017年中国已经超越美国成为世界上肥胖人口数量最多的国家。而在2018年，肥胖人口数量仍在持续上升。肥胖是心血管疾病、糖尿病及其他代谢性疾病和肿瘤的潜在危险因素。

肥胖是一种复杂的慢性疾病，减肥不是简单地“一饿了之”。由于缺乏医学知识很多人在减肥时走向了极端。极端节食、过午不食、只吃肉不吃主食、辟谷等减肥方法让人陷入了减肥—反弹—减肥—反弹的“溜溜球效应”，使很多人越减越肥、体质越减越差，付出了巨大的健康代价。

为了让减肥回到医学的呵护之下，我在2015年首创医学营养减重理念，组织中华医学会、中国营养学会、中国医师协会的67名专家撰写了首部《中国超重/肥胖医学营养治疗专家共识（2016）》，并向全国推广。2017年4月，我所在的北京协和医院临床营养科率先开设了国内第一个“医学营养减重门诊”，反响热烈，迄今已帮助10000余人成功减重。目前，全国已有120余家医院开设了医学营养减重门诊，使全国各地越来越多的肥胖人士获益。

医学减重共识规范了临床减重诊疗路径，倡导以肥胖者为核心，制订个体化减重方案，通过营养治疗、运动治疗、心理辅导、行为干预和健康教育5大模块，让肥胖者健康地瘦下来，并创建科学的生活方式，终身享受理想体重的益处。

科学地减肥须依托医学营养专业的指导。在评估肥胖者肝肾功能、血糖和血脂水平、膳食及身体活动水平后才能制订出安全、合理的减重方案，然后全程监督、评估直至达到减重目标。我们将超重/肥胖患者的减重和体重管理内容化繁为简，编撰成这本简明、实用的行动手册，书中将医学营养减重的目标、方法、步骤结合减重实例加以介绍，希望可以帮助更多超重/肥胖人士安全、有效地减重和维持减重成果。

要美丽、更要健康！减肥的目的是获得健康，建立科学的生活方式并长久坚持。只要减肥方法正确，就一定能瘦下来！最后，祝愿您成功减重、一生“保重”，享“瘦”健康人生！

北京协和医院
临床营养科　陈伟

2019年8月写于北京

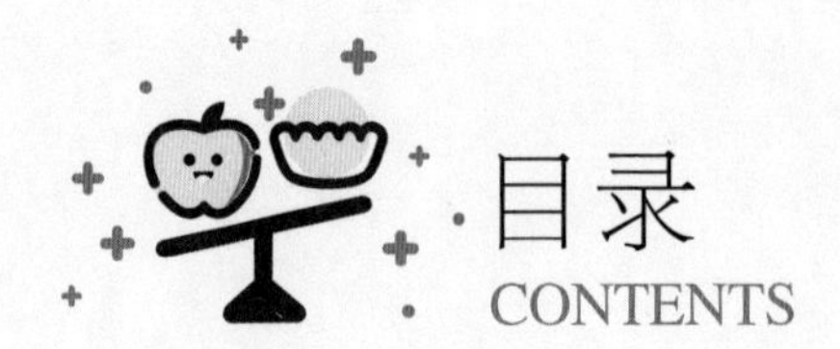

目录
CONTENTS

第三章　协和专家医学减重处方　29

第四章　见微知著　科学减肥　57

第一章

如何判断自己是否超重或肥胖?

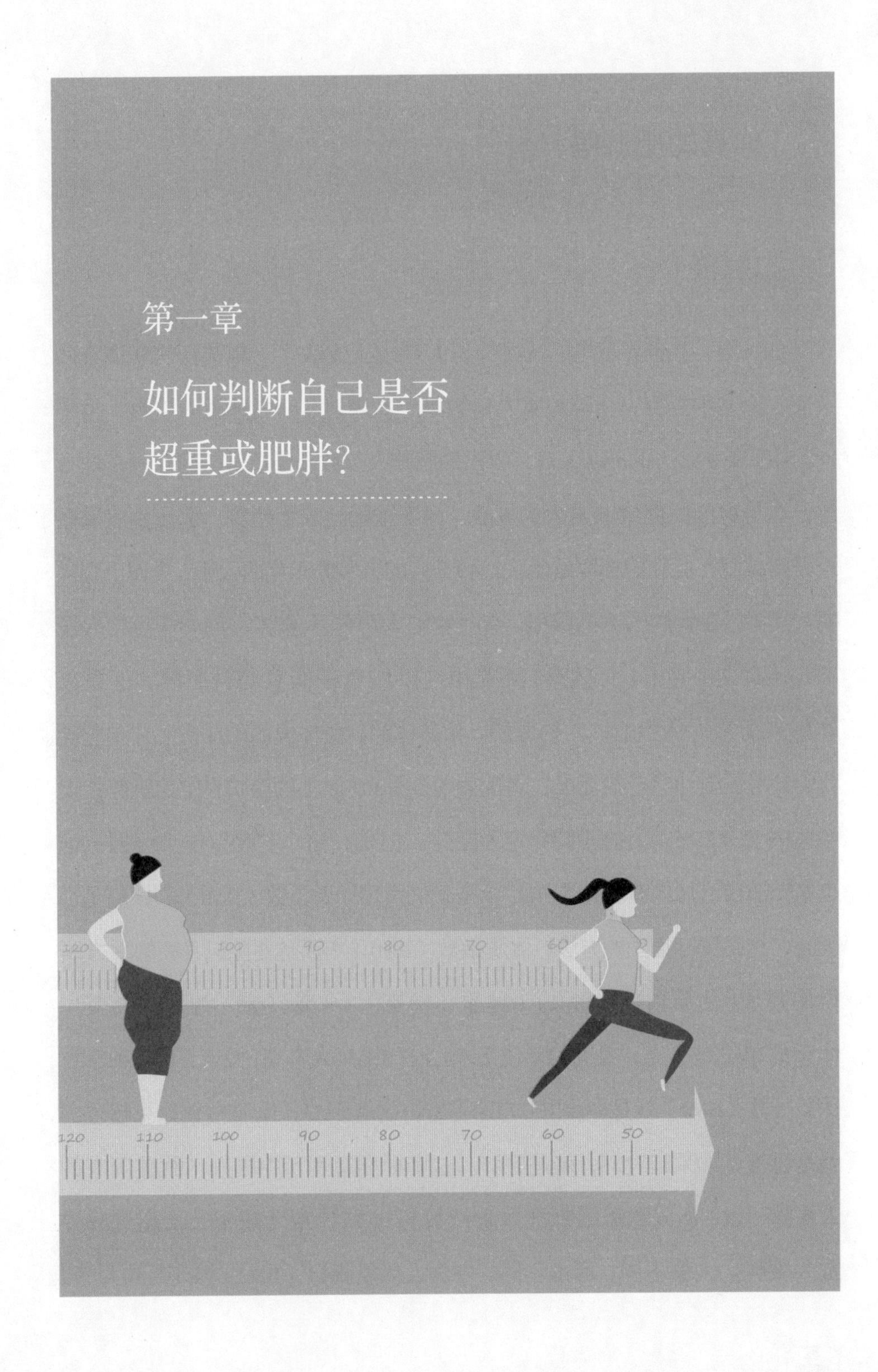

01 你真的肥胖吗？

2016年，在世界著名的《柳叶刀》杂志上发表了一篇流行病学调查的论文，论文中提到，全球超重人口数第一次超过了正常体重人口数。据统计，中国有8960万的肥胖人口，中国的肥胖人口数已经超过美国，列全球首位，这是对国民健康非常大的挑战。当下减肥已成为趋势，那么到底哪些人需要减肥？肥胖的标准是什么？45千克的人和90千克的人哪一个属于肥胖呢？其实，在我们医生的眼里，90千克的人可能不算胖，而45千克的人没准儿还真是个胖子，因为我们不是单纯以体重来衡量是否肥胖，而是以体脂来衡量。体脂即体内的脂肪，俗称体油，身体里面的油多了才是肥胖。我们参考了国外的一些标准：男性体内含有30%以上的脂肪界定为肥胖；女性体内含有25%以上的脂肪界定为肥胖。但是，这个“度”很难把握，谁也不知道自己体内有多少脂肪，于是我们常用体质指数（BMI）来评估是否肥胖，这是国际通用的方法。体质指数（BMI）等于体重除以身高的平方所得的数值[体质指数（BMI）=体重（千克）/身高（米）的平方]，其中体重的单位是千克，身高的单位是米。比如说某人身高1.72米，体重68千克，体质指数（BMI）就是68除以1.72的平方，约等于23。体质指数如果超过24，就是超重，如果超过28，就是肥胖。这个标准适用于中国人，欧美国家的人更胖一点，所以欧美国家把体质指数超过25界定为超重，而超过30界定为肥胖。人群不同，标准不同。中国人体质指数（BMI）参考标准见表1。

表1 中国人体质指数（BMI）参考标准

	BMI（中国标准）	相关疾病发病危险性
偏瘦	<18.5	低（但其他疾病危险性增加）
正常	18.5～23.9	平均水平
超重	>24	略增
偏胖	24～27.9	增加
肥胖	≥28	中度增加
重度肥胖	≥30	严重增加
极重度肥胖	≥40	非常严重增加

值得注意的是，有些男性超重或肥胖，但外形却看不出来，而女性体质指数一旦达到24以上，从外形一眼就能看出来是属于肥胖的。于是，我们结合腰围来判断。腰围是指在人平心静气的情况下在肚脐稍微往下一点的位置绕人体一圈的长度。自己如果量不准，平着肚脐绕人体一圈量腹围也可以。女性的腰围或腹围超过85厘米，即为腹部型肥胖；男性的腰围或腹围超过90厘米，即为腹部型肥胖。

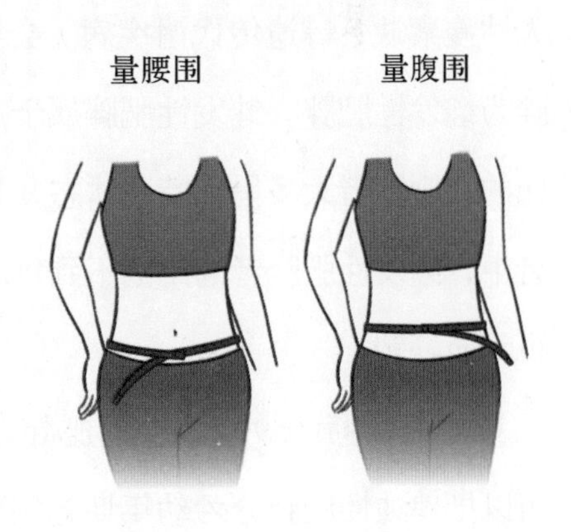

体质指数（BMI）和腰（腹）围有任何一个超过标准，都算肥胖。基于这样的标准测算，中国有1亿以上的胖人，肥胖对我国民众的健康是一个非常大的威胁。

然而，值得注意的是，有些年轻姑娘并不超重或肥胖，却因为对自己的苗条身材的苛求而减肥，这样做会损害健康。如果减肥方法不正确会造成心脏损伤、胃部损伤、免疫力下降、骨质疏松、厌食等。为追求病态美而牺牲健康，十分不可取。

02 你属于哪种类型的肥胖?

肥胖和其他许多疾病一样是多种因素综合作用的结果，既有遗传因素，也有后天环境因素及个人行为因素。

在遗传方面，许多先天性疾病（如唐氏综合征、小胖威利综合征 、先天性瘦素缺乏等遗传代谢疾病）会导致肥胖及其他机体功能异常，这种肥胖为继发性肥胖。继发性肥胖属于病理性肥胖，是因内分泌代谢异常而引起的，肥胖者大多呈现特殊体态，其症状较单纯性肥胖明显。在所有肥胖者中，继发性肥胖者的比例不到1%，在原发性疾病被治愈后，继发性肥胖也明显好转。

据统计，我国99%以上的肥胖者是单纯性肥胖。按照起病年龄的不同，可以把单纯性肥胖分为幼年期起病型肥胖、青春期起病型肥胖以及成年期起病型肥胖。其中幼年期起病型肥胖是增生性肥胖，而且患儿脂肪细胞的数量一旦增多则一生都难以减少，2岁以前就很胖的小孩容易终身肥胖，且减肥困难，幼年期起病型肥胖的孩子中，有80%的患儿到成年后依旧会发胖；青春期起病型肥胖的青少年多为增生肥大性肥胖，他们的脂肪细胞数量增多且体积增大；而成年期起病型肥胖的人则以肥大性肥胖为主，也有一小部分是增生性肥胖。

此外，按照脂肪在身体分布部位的不同，单纯性肥胖又可以分为腹部型肥胖和臀部型肥胖两种。通常我们用腰围或腰臀比值（腰围/臀围）来粗略判断肥胖的类型。中国人腹部型肥胖的诊断标准为：男性腰围≥90厘米，女性腰围≥85厘米；或男性腰臀比值≥1.0，女性腰臀比值≥0.85。腹部型肥胖者的脂肪主要沉积在腹部的皮下组织以及腹腔内脏，如肝、胰、胃、肠等器官周围和内部。过多的内脏脂肪进入消化系统时会对肝脏造成损害，引发脂肪肝，还会扰乱新陈代谢，引发糖尿病等。臀部型肥胖又称为梨形肥胖，其脂肪主要沉积在臀部以及腿部。腹部型肥胖的人患并发症的危险要比臀部型肥胖的人高。当然，与体重正常的人相比，臀部型肥胖的人仍然存在相当严重的健康隐患。

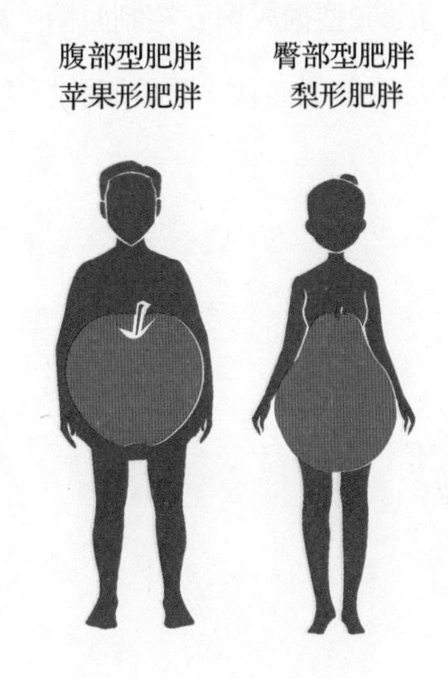

除遗传因素外，肥胖的根本原因是热量的摄入量超过消耗量，摄入量的超标与不良生活习惯有关。减肥治疗包括生活方式干预（饮食干预、运动干预、行为干预）、内科药物治疗及外科手术治疗等，其中内科药物治疗和外科手术治疗受到很多限制且多有不良反应或并发症，所以只有在生活方式干预无效时才使用。科学、合理的营养治疗结合运动治疗仍是目前

这是核磁共振成像扫描仪给肥胖女性和正常女性拍的图片，除了体表脂肪，内脏脂肪也清晰可见

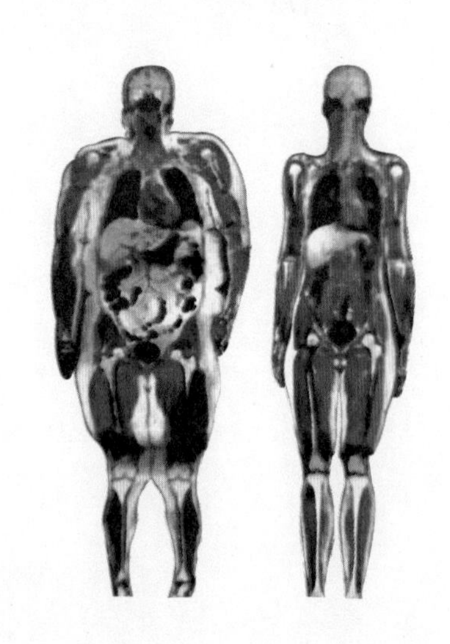

最有效、最安全的基础治疗方法。大量临床数据表明，超重或肥胖的人只要体重下降5%～10%，就可以使许多疾病得到改善，包括：降低血压、降低血脂、预防2型糖尿病、控制血糖、减少降糖药物的使用剂量、改善睡眠呼吸暂停综合征的症状、改善脂肪肝等。

第二章

肥胖对健康的危害远远超乎你的想象

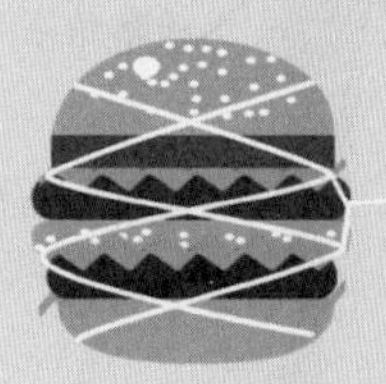
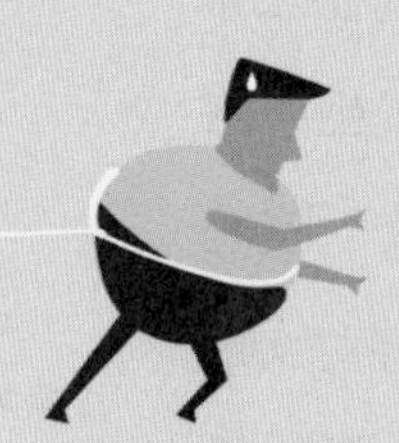
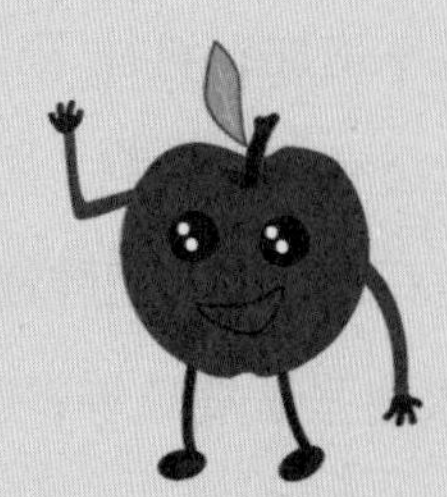

01 肥胖究竟算不算一种“病”？

肥胖是一种病，得治！很多肥胖的朋友觉得，胖就胖吧，只要我自己不介意，也没什么问题吧！这种想法是错误的。肥胖会引起很多疾病，肥胖本身就是一种病。研究表明，肥胖是一种慢性的代谢病，跟高血压和糖尿病一样都属于代谢综合征，肥胖是需要在医生的监督下治疗的，是不存在“健康的胖子”的。那么，肥胖都有哪些危害呢？

肥胖对身体的影响是“从头到脚”的。从“头”开始说起，肥胖的人特别容易得高血压，而高血压会增加脑卒中的风险；再往下走，肥胖对甲状腺功能会有不良影响；肥胖还会升高心血管疾病的发生风险；再来，肥胖者脂肪肝、胆囊结石、胰腺炎的发病率增加；再往下走，肥胖对泌尿系统会有不良影响，肥胖者易发生尿路结石；再来，肥胖还容易导致下肢静脉曲张、痛风等；此外，肥胖对女性的生殖系统也会产生影响，肥胖易引起女性月经失调等。

肥胖对健康的危害

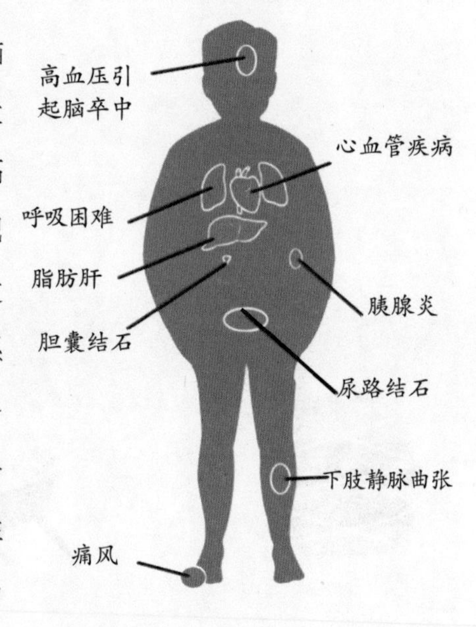

特别值得注意的是，肥胖者的癌症的发生率比正常体重者要高很多，

肥胖的人易患乳腺癌、结肠癌、肝癌等。据统计，肥胖者的平均寿命比体重正常者一般要短6~8年，相当于抽烟折损的寿命。

大家看到这里对于肥胖的危害是不是有了新的认识呢？我们要特别重视肥胖的危害，它会增加身体“从头到脚”的问题，还可能增加患癌的风险，缩短我们的寿命。请根据公式[体质指数（BMI）=体重（千克）/身高（米）的平方]算出体质指数（BMI），如果超过24就是超重，如果超过28就是肥胖，需要立即减肥了。

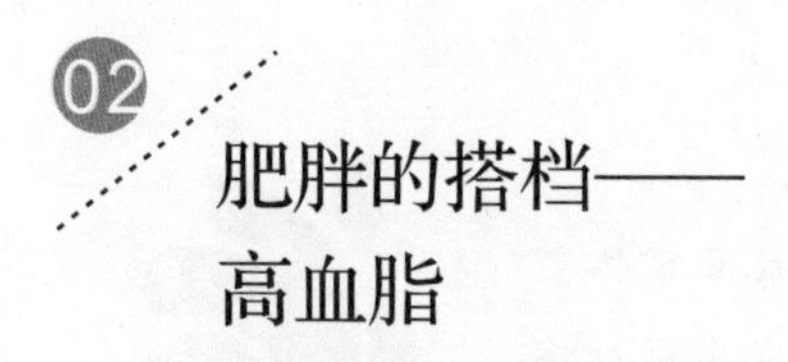

02 肥胖的搭档——高血脂

高血脂是指血浆总胆固醇、三酰甘油、低密度脂蛋白等血脂指标超过正常值。肥胖者的脂肪代谢特点是：血浆游离脂肪酸升高，胆固醇、三酰甘油、总脂等指标普遍升高，脂肪代谢紊乱。肥胖人群中，血浆胆固醇水平在5.2毫摩尔/升以上者约占55.8%。肥胖男性在60岁以后、肥胖女性在50岁以后，其血浆胆固醇水平都会显著地升高。

高血脂的主要危害是引起动脉粥样硬化。心脏的血液供应依赖于冠状动脉，如果位于心脏上的冠状动脉出现了粥样硬化，那么血管的管腔就会狭窄，从而引起心脏缺血，导致冠心病的发生。脂质异常还会造成脑血管硬化，而脑血管硬化者容易发生脑卒中。

动脉粥样硬化，血管管腔狭窄

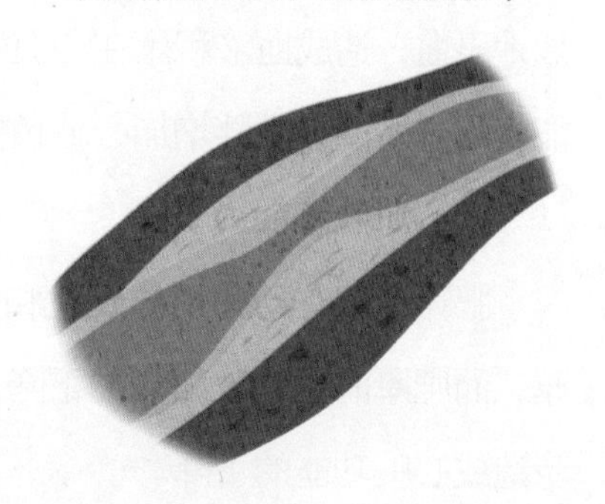

肥胖者的脂质异常是可以通过适当的减肥治疗和饮食调整得到控制的。值得注意的是，高脂血症患者仍然需要服用降脂药物把血脂降至正常水平。

肥胖让心脏如此沉重

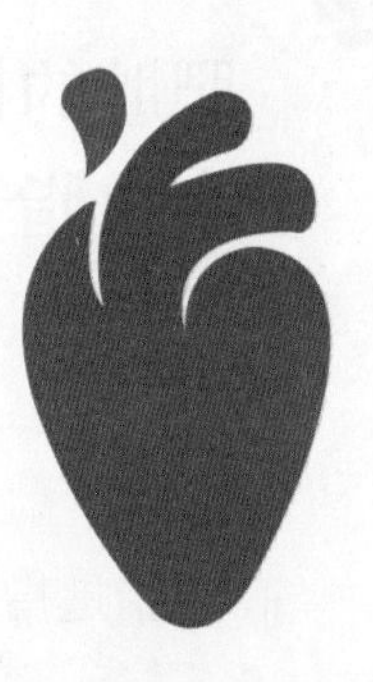

研究发现，肥胖者心绞痛和猝死的发生率比正常体重者高4倍。体重超过标准体重的30%者，10年内发生冠心病的概率大大增加。这些都说明肥胖肯定会增加心脏的负担，造成心脏损害。肥胖增加心脏负担的原因主要有以下几个方面。

血液总量增多

正常人体的心脏就像一个水泵，不停地收缩和舒张，维持着血液的循环流动。如果人体血液的总量增多，就会增加心脏的工作负荷。由于肥胖者的血液中储存了过多的脂肪，所以血液总量也相应地增加了很多。为了适应这种状态，心脏就会相应地增强收缩的力量，当心脏不堪重负时，就无法再有效地泵血，造成血液积聚在心血管系统的状态，情况严重者甚至会发生心功能衰竭。所以，肥胖增加心脏负担的第一个原因是血液总量增多。

心肌收缩能力下降

肥胖者常有动脉粥样硬化和心肌脂肪堆积，其心室肌可能发生代偿性肥厚，而肥厚的心肌收缩能力下降，使心脏本身得到的血液供应不充足，进一步造成心脏功能的下降。

▶并发其他疾病

众所周知，肥胖者容易患高血压、高血脂、糖尿病等，这些并发症又会进一步影响心脏，导致冠心病。具体地说，高血压患者血管经常处于收缩状态，血管外周阻力增大；血脂异常患者动脉内壁容易出现脂质斑块，使内壁变得不光滑；血糖高者血液黏稠度增高，而血液黏稠度高又会增加血液流动时的阻力。以上这些改变均会增加心脏的负担，所以肥胖者容易发生心律失常、心绞痛、心肌梗死甚至猝死。

由此看来，肥胖者的心脏实在是危机四伏，对于心脏疾病真应该提高警惕、及时防治才是。一般来说，如果肥胖者体重降低10%，其患冠心病的风险可减少20%。

肥胖是导致2型糖尿病的元凶之一

肥胖是2型糖尿病的一个高危因素，肥胖者患2型糖尿病的风险与其肥胖持续时间以及肥胖程度有关。长期、持续肥胖者的2型糖尿病发病率比正常体重者高数倍之多。2型糖尿病是一种慢性糖代谢异常疾病，长期持续性的高血糖可产生多种毒性作用，它会慢慢地使血管受到浸泡和渗透，犹如“蝼蚁溃长堤”一般，使动脉血管的组织细胞被侵蚀得千疮百孔，使血管内皮伤痕累累。

从肥胖到2型糖尿病的进展一般为：肥胖→糖耐量减低→2型糖尿病→难以控制的高血糖→糖尿病并发症。

05 癌症也“偏爱”胖子

世界癌症研究基金会的专家指出，经过多年的临床研究发现，33%的癌症发生在肥胖人群中。其中，肥胖女性比肥胖男性患恶性肿瘤的风险更高。肥胖诱发癌症主要是因为肥胖者身上脂肪过多进而引起体内激素水平的升高，如脂肪细胞能释放雌激素，会增加女性肥胖者患乳腺癌的风险；腹部脂肪细胞则会促使人体产生生长激素，而这些因素正是诱发多种癌症的关键所在。

科学家们又进一步明确了更为“青睐”肥胖一族的肿瘤，它们分别是：食管癌、胰腺癌、结直肠癌、子宫内膜癌、肾癌和乳腺癌。此外，小肠癌、胆囊癌、喉癌、膀胱癌、子宫颈癌、卵巢癌、颅内肿瘤、淋巴瘤等与肥胖也有一定关系。

儿童期肥胖者也会给其日后罹患癌症埋下隐患。英国科学家的研究表明，相对于正常体重的儿童，越胖的儿童日后患胰腺癌、膀胱癌、呼吸道癌症和口腔癌等的概率会越高。所以，每个人都应该尽量将体重控制在正常范围内。

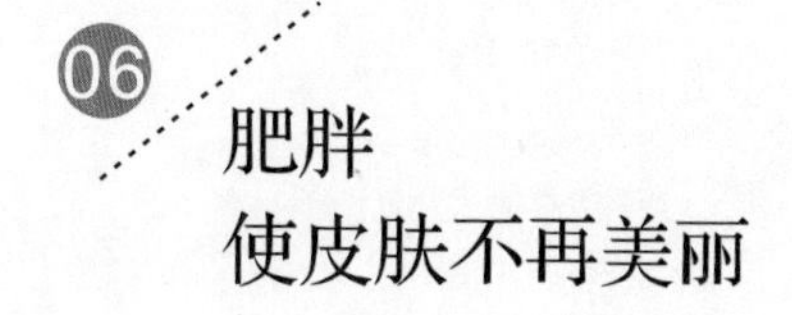

肥胖
使皮肤不再美丽

肥胖者的皮肤容易出现问题，如黑棘皮病，它的症状是身体某些部位的皮肤色素过度沉着，皮肤可能变成黑色、棕色或褐色，伴有皮肤增厚。黑棘皮病主要发生于颈部、腋下、腹股沟（大腿根）、肘关节以及手背等处的皮肤，以褶皱处皮肤最为常见。黑棘皮病和胰岛素抵抗以及2型糖尿病也有关系。如果肥胖者患有黑棘皮病，那么一定要检查是否同时患有血糖代谢异常。

另外，肥胖者往往更加容易发生皮肤感染，一是真菌感染，也就是我们通常所说的“长癣”；二是毛囊炎，也就是长疖子。肥胖者的皮肤薄弱，非常容易被擦伤，而且皮肤表浅静脉过度充盈，血液回流功能差，加上肥胖导致全身免疫功能下降，所以肥胖者的皮肤容易被感染。肥胖者容易长疖子的另一个原因是肥胖者的皮肤会分泌较多的油脂，油脂堵塞毛囊旁边的皮脂腺的出口，使得细菌易在毛囊内繁殖，造成毛囊感染，严重时甚至引起败血症，导致全身病变。

治疗皮肤感染除了局部涂擦皮肤科外用药以外，应少吃油腻食物以减少油脂分泌，还需要注意皮肤的卫生。当然，减肥是根本性的解决办法。

不孕不育是因为肾虚还是因为胖?

肥胖相关疾病的发生与脂肪分布密切相关，腹部型肥胖（又称向心性肥胖）的女性的生殖功能易受到影响。据调查，体质指数（BMI）>25的女性因不能排卵而造成不育的概率比体重正常的女性多1倍。

多囊卵巢综合征是常见的生殖内分泌代谢性疾病，临床常表现为月经异常、不孕、高雄激素血症、卵巢多囊样表现等，同时可伴有肥胖、胰岛素抵抗、血脂异常等，多囊卵巢综合征是2型糖尿病、心脑血管疾病和子宫内膜癌的高危因素。与正常体重的多囊卵巢综合征的女性患者相比，肥胖的多囊卵巢综合征患者的大部分代谢和生殖的指标（包括性激素结合球蛋白）下降，而总睾酮、空腹血糖、空腹胰岛素、血脂升高。

一项系统性研究表明，对于多囊卵巢综合征患者，在减轻体重、改善胰岛素抵抗及高雄激素血症等方面，生活方式干预（饮食干预、运动干预和行为干预）比药物治疗更有效。研究表明，超重或肥胖的多囊卵巢综合征患者体重轻度减轻(减重 5%~10%)即可使血清睾酮浓度下降，促其恢复正常的排卵周期，并提高妊娠成功率。

值得一提的是，男性生殖能力也受体重影响。肥胖会降低男性睾酮的分泌，从而降低精子的数量和质量，导致少精子症、精子的活动力下降，影响男性生殖能力。一项丹麦的研究显示：体质指数（BMI）>25的男性的精液的浓度较正常体重男性低22%，且弱精症的发生率也随着体质指数（BMI）的升高而升高。因此，备孕男性一定要注重饮食均衡、适量运动以保持健康体重。

08 肥胖与痛风相伴而行

痛风是嘌呤代谢紊乱所致的一种代谢性疾病。嘌呤是人体内核酸代谢的产物，也是食物中的一种重要成分。痛风的发病率也和肥胖一样，随着人民生活水平的提高而逐年升高。动物的心、肝、肾等内脏和沙丁鱼、蚝等海产品以及酵母中含有较多的嘌呤或嘌呤前身物。嘌呤在血液中转化为尿酸，并通过肾脏排出体外。如果嘌呤的摄入量超过了排出量，血液中的尿酸水平就会升高，尿酸沉积在关节与软骨处，会引起炎症反应，造成痛风。痛风急性发作时患者可出现关节的红肿、剧痛，以脚拇趾最为常见。痛风患者还会发生寒战和高热，严重影响其生活。尿酸还会沉积在肾脏，造成慢性肾炎或肾结石。肥胖者的痛风发病率较非肥胖者高3倍，而且血尿酸水平与体重、体质指数（BMI）均成正比。值得注意的是，腹部型肥胖的女性更容易患上痛风，腰围/臀围比值越大，痛风的发病率越高。肥胖可以从以下几方面影响血尿酸水平。

- 肥胖者的饮食中有过多的高嘌呤食物，如动物内脏、海产品、大豆等，另外其食量也比体质指数（BMI）正常者大得多，所以嘌呤的摄入量就比体质指数（BMI）正常者多，使其体内尿酸的合成也相应地增加。
- 肥胖者存在胰岛素抵抗，可导致肾脏对尿酸的清除率下降，使尿酸的排出减少。
- 肥胖者在减肥过程中体内容易产生酮体，而酮体使尿酸从尿液排出减少。

以上几方面原因使得肥胖者的血尿酸水平容易高于正常体重者。高尿酸血症诊断标准为：两次采集非同日空腹血的血尿酸值，男性 > 420微摩尔/升，女性 > 360微摩尔/升。痛风患者应通过医学营养治疗建立合理的饮食习惯及生活方式，限制高嘌呤食物，控制食物热量及营养素供能比例，保持健康体重，配合使用药物治疗。痛风性关节炎患者在痛风急性发作时为防止药物控制效果不佳，还应禁饮含酒精饮料。

表2和表3为《中华人民共和国卫生行业标准-高尿酸血症与痛风膳食指导》附录的《常见动物性食物及植物性食物嘌呤含量》，供大家参考。

表2 常见动物性食物的嘌呤含量(毫克/千克)

食物名称	嘌呤含量(毫克/千克)	食物名称	嘌呤含量(毫克/千克)
鸭肝	3979	河蟹	1470
鹅肝	3769	猪肉（后臀尖）	1378.4
鸡肝	3170	草鱼	1344.4
猪肝	2752.1	牛肉干	1274
牛肝	2506	黄花鱼	1242.6
羊肝	2278	驴肉加工制品	1174
鸡胸肉	2079.7	羊肉	1090.9
扇贝	1934.4	牛肉	1047
基围虾	1874	猪肉松	762.5

表3 常见植物性食物的嘌呤含量(毫克/千克)

食物名称	嘌呤含量(毫克/千克)	食物名称	嘌呤含量(毫克/千克)
紫菜（干）	4153.4	豆浆	631.7
黄豆	2181.9	南瓜子	607.6
绿豆	1957.8	糯米	503.8
榛蘑（干）	1859.7	山核桃	404.4
猴头菇（干）	1776.6	普通大米	346.7
豆粉	1674.9	香米	343.7
黑木耳（干）	1662.1	大葱	306.5
腐竹	1598.7	四季豆	232.5
豆皮	1572.8	小米	200.6
红小豆	1564.5	甘薯	186.2
红芸豆	1263.7	红萝卜	132.3
内酯豆腐	1001.1	菠萝	114.8
花生	854.8	白萝卜	109.8
腰果	713.4	木薯	104.5
豆腐块	686.3	柚子	83.7
水豆腐	675.7	橘子	41.3

09

肥胖与脂肪肝

脂肪肝又称为肝脂肪变性，是指过多的脂肪堆积在肝脏内所造成的一种疾病。据统计，肥胖者中大约有一半的人患有脂肪肝。

正常肝脏仅含有少量的脂肪

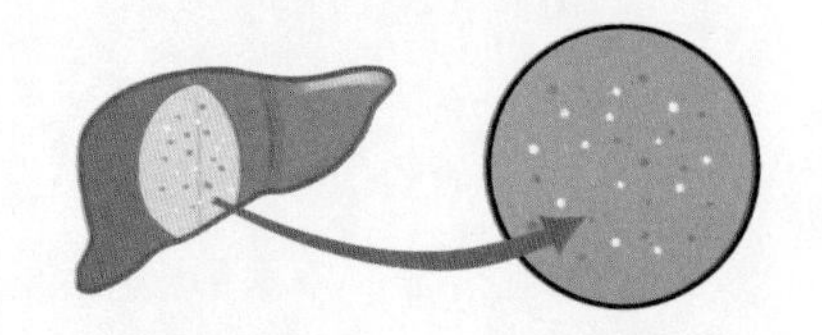

大量脂肪堆积在肝脏内，形成脂肪肝

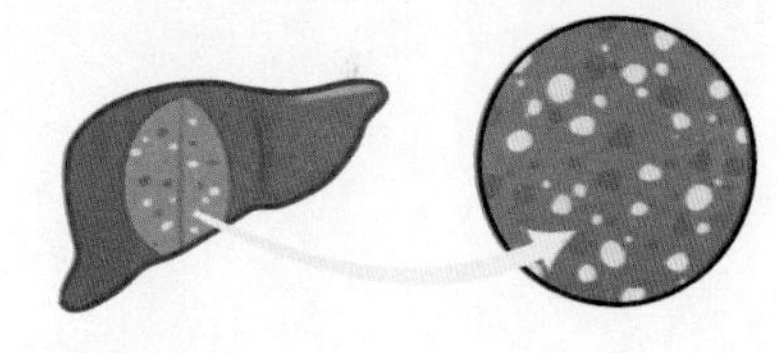

正常的肝脏内仅仅含有少量的脂肪，脂肪体积占肝脏体积的4%～7%，其中一半为三酰甘油，另一半为卵磷脂和胆固醇。肝脏是把血液中的脂肪酸合成为三酰甘油的场所，然而肝内并没有多少多余的空间来储存它。所以三酰甘油一经合成，就与载脂蛋白结合为脂蛋白（主要是极低密度脂蛋白），并被释放入血液。在肥胖者体内，三酰甘油的合成与转运之间的平衡发生了失调。肥胖者脂肪酸摄入过多，所以肝脏合成的三酰甘油也多；另一方面，肥胖者血液内的极低密度脂蛋白含量过高，导致肝脏内合成的极低密度脂蛋白难以输出到血液中，所以大量的三酰甘油堆积在肝脏内，结果就形成了脂肪肝。

患上脂肪肝后，患者早期几乎没有症状，随着脂肪堆积程度的加重，患者可渐渐地出现全身乏力、食欲下降、腹胀、肝区不适等症状，这时候患者就应该前往医院就医。轻、中度脂肪肝多数是可逆的，经过减肥以及调整膳食，脂肪肝可以减轻甚至消失。但是，患者如果掉以轻心并任其发展下去则可能引发脂肪性肝炎，到后期甚至会导致肝硬化，严重危害健康。

第三章

协和专家医学减重处方

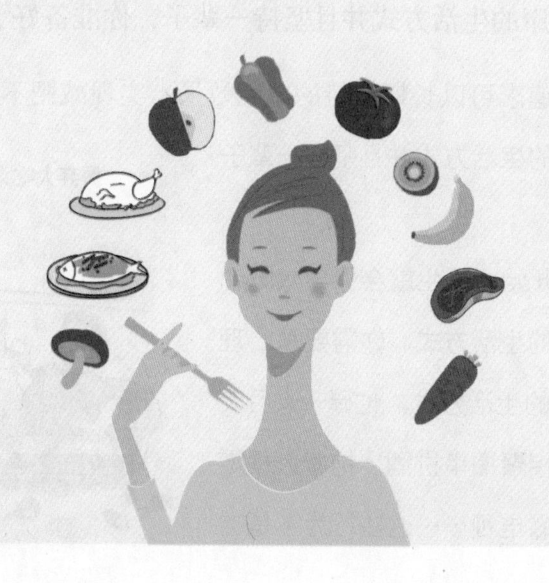

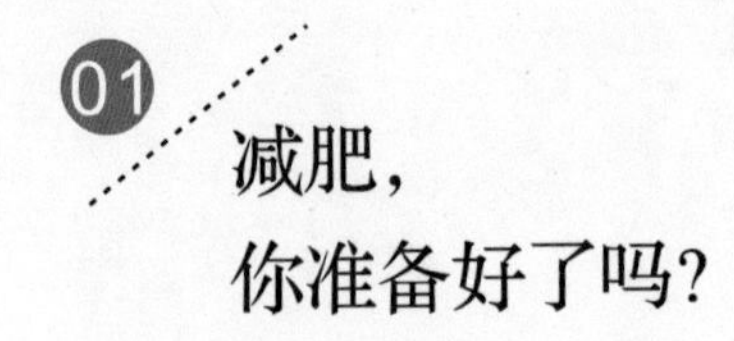

减肥，你准备好了吗？

减肥成功其实挺不容易的。达到医学上肥胖标准的人，能够减到正常体重且保持5年的只有1%！减肥对身心健康、工作和家庭生活有巨大促进，无疑是值得我们迎难而上、投入心力的。开始减肥之前，建议你认真思考下面几个问题，做好准备方能一举成功。

为什么要减肥？

从医生的角度看，肥胖本身是一种慢性病，而且能够引起一长串的其他疾病。医学减重的目的很明确，那就是防病治病、增进健康。减肥者与医生目标一致，才能结成对抗肥胖的好搭档。

建立健康的生活方式并且坚持一辈子，你准备好了吗？

医学减重追求可以长期维持的减肥效果。实现减肥不反弹没有捷径，只有建立健康的生活方式并且坚持一辈子才能达到。

摒弃大吃大喝模式

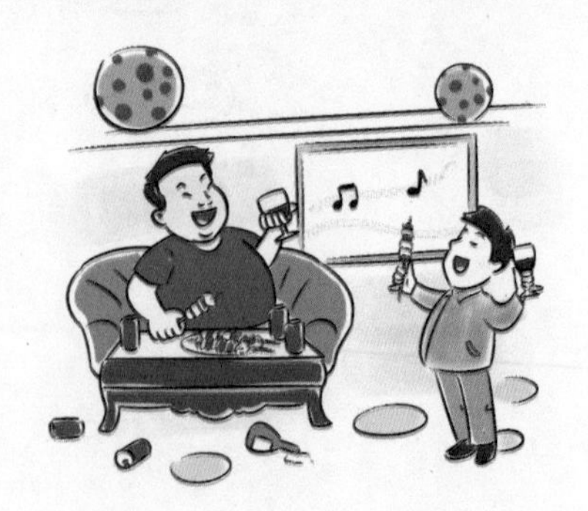

在减肥一开始，医生就会引导减肥者逐步建立健康的生活方式。你需要从心理上告别不健康的生活方式。忙碌一天后大吃大喝、朋友相聚撸串拼酒、抱着大桶零食边吃零食边看电视……这些行为不是在犒劳自己，而是在损害自己的健康。减肥者不能在短期的忍耐之后重新开启大吃大喝的模式，而应永远关闭这个模式。

你要坚信，健康的生活方式可以让生活更美好，会让你感觉更舒适、更快乐。你完全可以在保持健康的前提下，吃得更好、生活质量更高。这些当然不会轻松实现，需要学习和练习，直到养成健康的生活习惯。

理顺自己的生活，带着平和的心态开始减肥

很多减肥成功者是生活稳定、具有一定阅历的大叔大婶。有些人急于减肥以后去相亲、去找新的工作，甚至开启全新的人生。但是，减肥欲速则不达，减肥者不可急功近利。让你的生活环境清洁、整齐，让你的生活有计划、有规律，让你的心态积极、平和，这些都有助于减肥成功。建议你不要让减肥承载太多期望，以避免遇到波折时过于焦虑。

检查自己是否有情绪化进食的问题

不是因为饥饿而是为了回应某种情绪所触发的进食，就是情绪化进食。心情不好时必须吃一大盒巧克力提振情绪；早晨必须喝一杯摩卡咖啡才能振奋精神去工作；这些都属于情绪化进食。一些人发胖的深层次原因是心理问题。如果你无法控制情绪化进食，可以考虑找心理医师咨询。

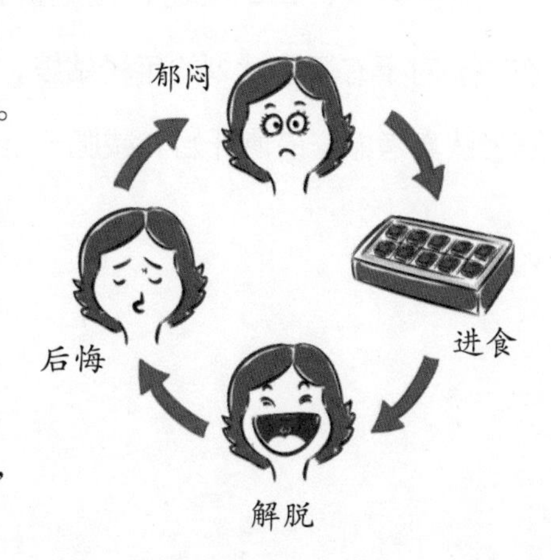

争取家人、朋友的支持

在人人追求健康的环境下积极行动，比自己逆水行舟容易得多。我们应该改善身边的人际环境，赢得家人、朋友、同事对减肥的支持。有的减肥者发动单位同事一起减肥，也有人推动单位改善食堂伙食、举办健康讲座。这些都是非常有益的行动。

加入减肥群、跑步群，找到同伴一起进步

改变生活方式知易行难。饮食、运动、心理调节有太多琐碎的细节，这时候如果能得到同伴的支持和经验分享特别有益。建议减肥者加入减肥群、跑步群，找到志同道合的人。一些减肥成功的人减到目标体重以后，仍然留在群里指点新人，既获得帮助他人的乐趣，也能提醒自己维持体重。

谨慎开始，争取一次成功

随便尝试、草草收场，减肥折腾一轮、最后功亏一篑很可能伤身又伤心。对于有怀孕计划的年轻姑娘，损失的更是难以追回的时间。建议减肥者认真考虑、谨慎开始。减肥一旦开始，就要坚持到底直到成功。

什么是医学营养减重？它和普通减肥有什么不同？

医学营养减重是以众多营养学权威专家编写的《中国超重/肥胖医学营养治疗专家共识（2016）》为指导的、对超重/肥胖者进行医学营养干预治疗的减重手段。基础治疗包括营养治疗、运动治疗、心理辅导、行为干预和健康教育5个方面。医学营养减重和普通减肥有很大的区别，医学营养减重的适宜人群设定为健康受到威胁的人，一般人减肥稍微饿两顿、增加些锻炼就可以了，这些人不纳入医学营养减重的范围之内。有以下3种情况的肥胖患者需要进行医学营养减重。第一种：已经患上疾病的肥胖患者，如得了糖尿病的肥胖患者、得了高血压的肥胖患者，这些人在减肥的过程中不能单纯地“一饿了之”，否则会有危险，所以他们应纳入医学营养减重的范围中。第二种：防止重度肥胖者发生疾病。对于重度肥胖者，如果任其发展，他们可能很快就会得糖尿病或心脏病，所以得赶紧治疗。这样的人也纳入医学营养减重的范围之中。第三种：因为特殊情况，光靠节食减肥减不下来的人或者屡败屡战的减肥者，我们可以给他们制订一个安全、有效的减肥方案帮助其达成心愿。医学营养减重的特点：第一是安全性；第二是有效性；第三，其目标是获得健康。医学营养减重就是要让减肥回到医学的呵护之下。

那么，医学营养减重是如何发展起来的呢？世界上最早的减肥方法是吃减肥药，医院的医生关注减肥是从有减肥药开始的，当时我国批准了两类减肥药，一类叫西布曲明，肥胖患者服用此类药后不想吃东西、通过抑制食欲来减肥；第二类叫奥利司他，减肥者服药后一吃油就拉油，把吃的油全排出去了，这样来达到减肥的目的。这些临床用的减肥药有副作用，属于处方药，所以这些药必须在医生的指导下按要求服用。后来，因为西布曲明的副作用较大被国家要求退出市场。而奥利司他虽然减少了人体对脂肪的吸收，但如果长期不加限制地服用会影响到脂溶性维生素的代谢，因此，这种药必须在医生处方的指导下服用。为了让减肥者能够获得医生开出的合理处方，许多医院开设了医学减重门诊，一直发展至今。随着人民生活水平的提高，肥胖患者越来越多，医学减重进入了更多人的视野。

所有肥胖的人都适合进行医学营养减重吗？

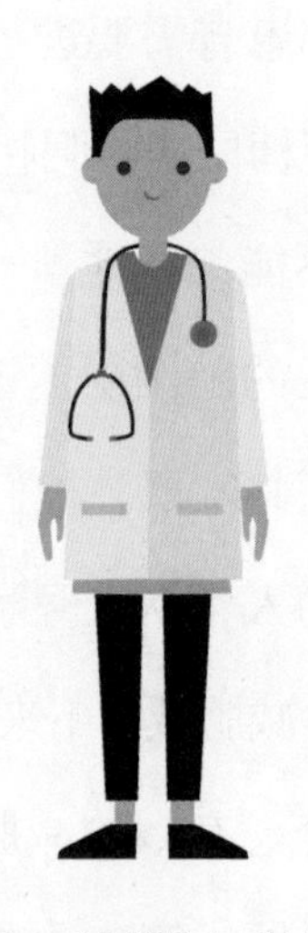

有人问，所有的肥胖患者都适合进行医学营养减重吗？医学营养减重有没有适应证呢？其实不是所有人都适合进行医学营养减重，医学营养减重是有适应证的，我们会对就诊对象进行筛查和风险评估以确定是否对其施行医学营养减重治疗。另外还要对以下两方面进行判断：首先要判断患者的健康是否受到威胁，因肥胖即将患上高血压、糖尿病等疾病的人适合进行医学营养减重；第二要判断患者是不是真的胖，体脂率较高而又减肥困难的患者适合进行医学营养减重。篮球运动员乔丹的体重达到将近100千克，但是他的体脂率为4%，他就不需要减肥，稍微减少一点摄入就可以了。前一阵儿，3个护士来我们门诊减肥，减肥之前我们给她们分别做了一个详细的评估。3个护士情况各不相同：一个体型匀称、体重比较重、肌肉比较多，这种情况不需要进行医学营养减重，稍微少吃点，别让自己的体重增长就可以了；另一个护士看着挺苗条的，但是经测量她的体脂率高达40%，这种情况就得进行医学营养减重，我们得帮她减少体内过多的脂肪，防止其患上慢性疾病；还有一个护士经测量得出她肌肉特别少，那么我们不该让她减肥，还得帮她增加肌肉，在增肌的过程中，应让她的脂肪适当地减少。所以，从以上的事例我们可以看出，不是所有的人都适合进行医学营养减重。是否可以进行医学营养减重须针对每个人的不同情况来判断，有时还必须得使用专业仪器测量减肥者的相关指标以便做出准确判断。

制订医学营养减重方案的五步法

在医学营养减重的专科门诊中，我们会给肥胖患者制订具体的减重方案，我们希望患者能够按部就班地执行。制订减重方案需5个步骤。

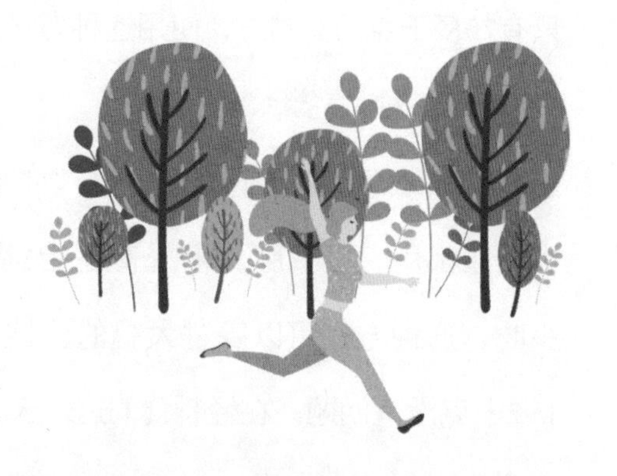

第一步是评估

测量减肥者各项身体指标，评估其身体状况，了解并确立肥胖者的减肥目标，把详细的目标写下来。最好让减肥者身边的每个人都来监督他减肥，他一多吃，马上有人来提醒和阻止他，这样减肥者就能够管住自己。

第二步是自管

减肥者每天测体重，能多减重10%。测体重也有讲究，减肥者应每天早上起床后穿好内衣、排过二便、在固定时间到体重秤上去测体重，每天测1次体重并记录，做到对自己的体重心中有数。

第三步最为关键，就是饮食调整

一般来说，我们会针对不同的减肥者给出一个具体的饮食指导方案。根据目前我们在医院里推行的方案，结合2016年达成的《中国超重/肥胖医学营养治疗专家共识（2016）》，我们最终提炼出3种方案。

●第一种是高蛋白饮食

它是国际上非常流行的饮食减肥方式。一方面，增加蛋白质摄入能抑制食欲，使人的饱腹感增强；另一方面，摄入的蛋白质能够动员内脏脂肪的代谢，降脂效果比较快。如果患者能配合良好的生活方式和运动，我们用高蛋白饮食减重的方式差不多1个月能帮助患者减重4～5千克。对体重只有70多千克的女同志，使用这种方式减1个月也就可以了。

●第二种是轻断食

轻断食方式现在很流行，有人称其为“好莱坞明星减肥法”，很多影视明星都用它来减肥。轻断食是指1周7天中5天正常吃饭，剩下2天相对少吃，这种方式可以躲过大脑的监控。使用轻断食的方式减重，1个月减1~2千克没有问题。在轻断食的这一天，减肥者可以按照相对固定的食谱吃。一周的饮食安排见表4。

表4 轻断食日程安排

周一	周二	周三	周四	周五	周六	周日
少吃 多喝水 早睡	正常吃	正常吃	少吃 对喝水 早睡	正常吃	正常吃	正常吃

●第三种是限能量平衡膳食

就是让减肥者把每天摄入的热量减掉1/4到1/3，比如说患者原来每天吃1800千卡或2000千卡热量的食物，我们让他减到每天1400千卡左右。有人提出少吃会饿，那么建议多吃一些高纤维的蔬菜、水果来填充空虚的胃。每天摄入的食物应进行少油、少盐的烹调。这种减肥方式虽然速度相对慢一些，但是可以持久。

这3种方式是被国际上的权威机构证实有效的饮食减重方式，所以我们将其作为减重的共用方式。

第四步是运动治疗

结合肥胖者的个人特点为其制订科学的运动处方，让肥胖者循序渐进地进行运动。现在很多人一减肥就去暴走、去跑步，还互相攀比，在微信上晒自己的步行步数，“你看我今天跑了18000步”，洋洋得意，结果跑了两天，膝关节受损了，躺在床上歇了1个月，长了不少肉，这样就抵消掉了原来所有的努力，所以制订一个科学、合理的个性化的运动方案是非常重要的。

第五步是减肥成功以后的监测和维持

一方面，减肥成功后减肥者每天仍然要监测体重。另一方面，减肥者要做好一日三餐的记录。我们要求在协和医院减肥的患者每天写饮食日记，不但要写，还得拍照片，把每天所吃的食物的照片传给医生看。他们可以通过这个过程检视自己每天的饮食，防止稀里糊涂地吃下很多食物。我们要求减肥者对进嘴的东西都要记录，许多人一记录才意识到自己已经吃得很多，继而控制食物的摄入，这样可以达到长期维持减肥成果的目的。

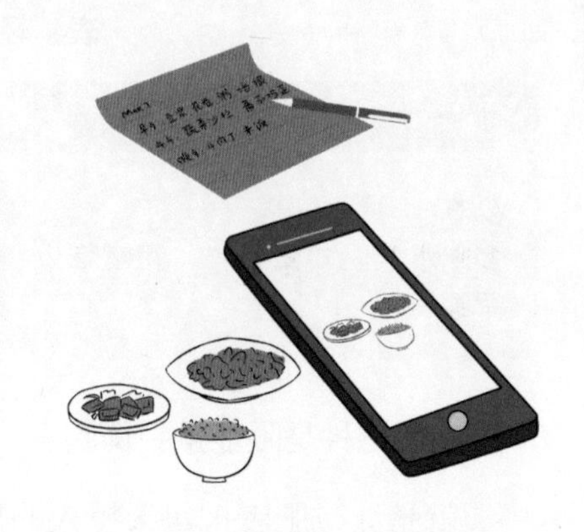

通过以上5个步骤，医生可以为每一个来减肥的患者制订科学、具体的医学营养减重方案，帮助他们进行安全、有效的减重。

小贴士

拍食物照片时须注意以下3个方面。

分餐。拍照展示减肥者1人份的食物。

全面。所有吃喝的食物都要拍照，包括饮料、粥、汤、酱等。酱、稀粥的热量往往出乎人们的意料，不要忽视。

准确。认真拍照和记录食物的品种和数量，力求准确。

05 医学营养减重处方有哪些？

医学营养减重是目前被众多营养学专家公认的安全、有效的减重方式，医学营养减重处方包括高蛋白饮食、轻断食、限能量平衡膳食3种。

高蛋白饮食

早餐要吃小三样

小三样指的是蛋白质、纤维素和维生素。其中蛋白质可以帮助减肥，纤维素可以增加饱腹感，维生素可以防止减肥时脱发。

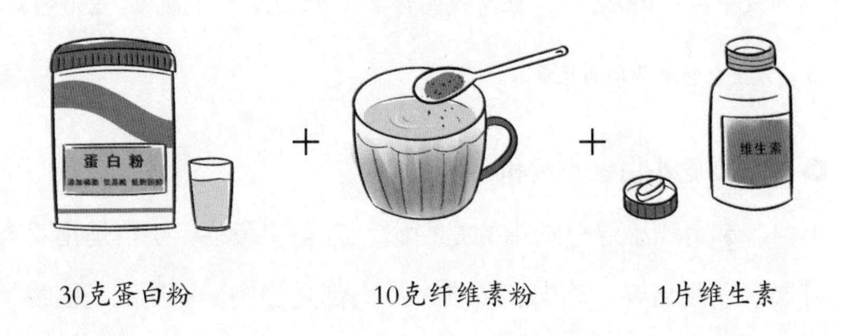

30克蛋白粉　　10克纤维素粉　　1片维生素

早餐中的这3种营养素不是通过日常食物摄入的，而是以代餐的方式摄入的。那么这3种营养素分别食用多少呢？一般来说，取30克蛋白粉、10克纤维素粉冲水，喝下去就足以让你的肚子饱饱的。此外，再吃上1片维生素就行了。

小贴士

上面提到的蛋白粉是医生开具的，它不同于普通的蛋白粉。能否进行高蛋白饮食减重应由减重门诊的医生根据患者的具体情况决定。儿童及肾功能不全者不宜使用此方式。

午餐要吃小红、小黄和小绿

小红、小黄和小绿都是我们常吃的食物，那么哪些红、黄、绿食物搭配成的健康午餐能够帮助我们减肥呢？小红、小黄和小绿分别指的是红肉、薯类和蔬菜。中午吃红肉（如猪、牛、羊肉等）可以补充蛋白质。薯类和蔬菜富含膳食纤维，可增强饱腹感，补充淀粉和维生素。中午吃100克瘦肉、200克薯类、250克蔬菜就可以摄入充足的营养。

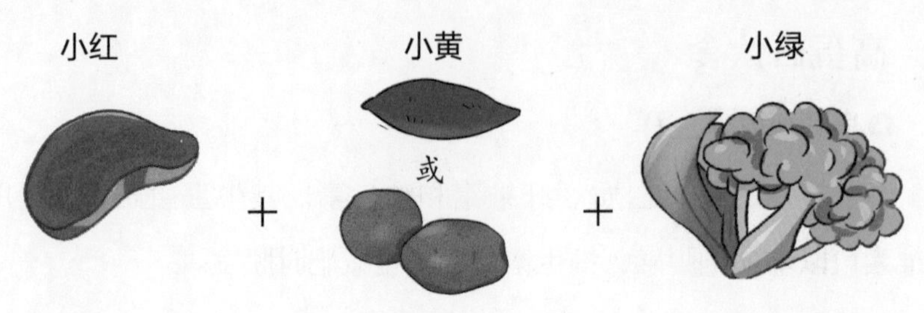

猪肉或牛肉（100克） 红薯或马铃薯（200克） 蔬菜（250克）

注：以上食物重量均为生重。

晚餐要吃小白、小黄和小绿

小白、小黄和小绿分别指的是白肉、薯类和蔬菜。小白是指鸡肉、鱼肉、虾肉、豆制品等。鸡肉、鱼肉、虾肉都是白肉。豆制品是植物类蛋白质含量比较高的食品，它含有优质蛋白质。白肉的含水量比较高，其摄入量可以比中午的红肉稍微多一点。晚餐我们可以吃125克白肉或豆制品、200克薯类、250克蔬菜。

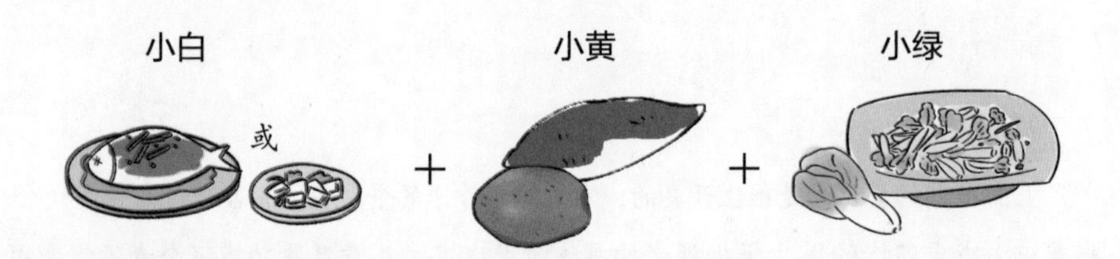

鱼肉或鸡肉或豆腐（125克） 红薯或马铃薯（200克） 蔬菜（250克）

注：以上食物重量均为生重。

总结

早饭：30克蛋白粉、10克纤维素粉、1片维生素；

午饭：100克红肉、200克薯类（或50克米饭）、250克蔬菜；

晚饭：125克白肉、200克薯类（或50克米饭）、250克蔬菜。

注：以上食物重量均为生重。

轻断食

轻断食可以帮助患者健康而平稳地减轻体重，并且可以在一定程度上逆转“三高”（高血压、高血脂、高血糖）。有些年轻女性每天只喝果蔬饮料而不吃饭来进行减重，我们不提倡这种做法，天天这么吃，肯定会反弹。那么，我们应该如何科学地进行轻断食呢?

轻断食是“轻断”而不是“绝断”，每周轻断食1~2天，其他时间正常吃饭。在轻断食当天，全天摄入的热量应为500～600千卡（男性应摄入约600千卡，女性应摄入约500千卡）。我们建议，周一和周四两天轻断食，饿了就喝水，晚上早点睡觉。睡眠很重要，减肥的人一定不能熬夜，熬夜不利于减肥。在轻断食这天，我们建议患者晚上八九点钟就上床睡觉。

轻断食食谱

- 早餐喝2杯小的低脂酸奶，吃1个煮鸡蛋，为身体提供足量的蛋白质。
- 中午不能吃饭，只能吃200克水果。
- 晚餐吃50克瘦肉、250克蔬菜、200克薯类（或50克米饭）。

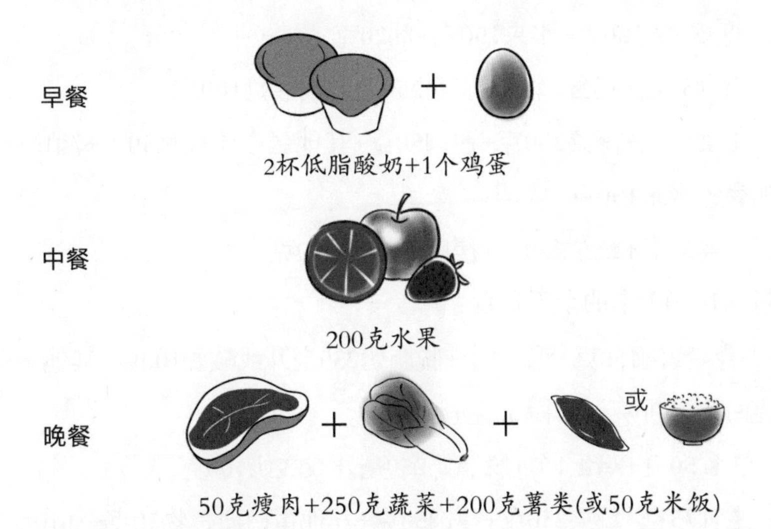

注：以上食物重量均为生重。

一周里实行轻断食的两天一般是周一和周四，这样人体比较容易适应。使用这种轻断食减重法，每个月可以减重约1千克，并且不容易反弹。更重要的是，这种方式可以有效地逆转轻度的“三高”（高血压、高血糖、高血脂），让人保持健康。

小贴士

把餐具换成小号的，这样可以帮助减肥者减少食量。

限能量平衡膳食

限能量平衡膳食是一种在限制热量摄入的同时满足人体基本营养需求的膳食模式。这种方式的原理是限制总热量的摄入，保证摄入的热量小于消耗的热量，同时配合合理的运动，以达到减肥的目的。通常我们把患者每日摄入的热量减去1/4至1/3，比如说，原来每日摄入1800千卡或2000千卡，现在减到1400千卡左右，感到饿时，多吃一些高纤维的蔬菜、水果。

下面为3种不同热量的限能量平衡膳食方案，供大家参考。

热量为1400千卡的全天饮食

主食150克+瘦肉100克+鸡蛋1个+脱脂奶250毫升或酸奶100克+其他蛋白质食物50克+蔬菜500克+水果150克+油20克

早餐：主食50克+鸡蛋1个+脱脂奶250毫升或酸奶100克

午餐：主食50克+蔬菜250克+瘦肉50克+其他蛋白质食物50克+油10克

下午加餐：水果150克

晚餐：主食50克+蔬菜250克+瘦肉50克+油10克

热量为1600千卡的全天饮食

主食175克+瘦肉150克+鸡蛋1个+脱脂奶250毫升或酸奶100克+其他蛋白质食物50克+蔬菜500克+水果150克+油20克

早餐：主食50克+鸡蛋1个+脱脂奶250毫升或酸奶100克

午餐：主食75克+蔬菜250克+瘦肉50克+其他蛋白质食物50克+油10克

下午加餐：水果150克

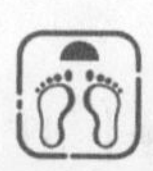

晚餐：主食50克+蔬菜250克+瘦肉100克+油10克

热量为1800千卡的全天饮食

主食200克+瘦肉150克+鸡蛋1个+脱脂奶500毫升或酸奶200克+其他蛋白质食物50克+蔬菜500克+水果150克+油20克

早餐：主食50克+鸡蛋1个+脱脂奶250毫升或酸奶100克

午餐：主食75克+蔬菜250克+瘦肉50克+其他蛋白质食物50克+油10克

下午加餐：水果150克+脱脂奶250毫升或酸奶100克

晚餐：主食75克+蔬菜250克+瘦肉100克+油10克

注：以上食物重量均为生重；脱脂奶中不要加糖，酸奶最好为无糖酸奶。

在我们医院的减重门诊高蛋白饮食、轻断食、限能量平衡膳食这3种减重方式得到灵活运用。如我们让一位减肥者头两个月进行高蛋白饮食减重，一到平台期了，来两个月的轻断食，减得差不多了，在维持期采取限能量平衡膳食。每个减肥者的情况不同，所使用的减重方法也因人而异。我们会为每位来减肥的人提供专业的减重指导。患者用手机每天记录体重和饮食情况，将记录传给医生看，医生会每天叮嘱患者该怎么做，一般2周后就上正轨了。当患者每天都看见自己在减重，就会特别高兴，也就愿意坚持，坚持1个月以后再回来复诊。

06 代餐在医学营养减重中起什么作用？

市面上的代餐产品的种类非常多，有的产品是专门用来补充纤维素以产生饱腹感的；有的产品含有蛋白质、少量的脂肪和碳水化合物，它可以代替正常的一顿饭以满足人体对糖、蛋白质、脂肪的需求并产生良好的饱腹感。一般的代餐产品可以代替一天中的1餐到1餐半，顶多2餐，以此作为减肥的基础。吃代餐产品可使人体摄入的总热量降低，提高蛋白质的摄入量，在满足人体营养需求的同时使体重减下来。

吃代餐产品会使大脑产生“吃饱了”的感觉。有人会问，代餐产品大多是流质食品，它真的能让人产生“吃饱了”的感觉吗？答案是肯定的。代餐产品中的蛋白质特别是乳清蛋白会使大脑释放“吃饱了”的信号，代餐产品中含有的纤维和蛋白质在胃里的排空是比较慢的，食物在胃里待的时间比较长，胃就感觉不是那么空落落的。代餐产品中除了调成液体喝的粉状产品外，还有做成能量棒的，像一个个小威化饼干一样，减肥者嚼两下咽下去就可以了，可以起到同样的作用。

07 “君臣佐使”——科学减肥四件套

●“君”——蛋白质。“君臣佐使”中最为重要的就是贵为“君”的蛋白质。医生以蛋白质为“主药”为患者制订高蛋白饮食减重方案。在高蛋白饮食减重方案中，蛋白粉和蛋白质类食物起到关键作用。为什么蛋白质对于减肥如此重要呢？一方面，蛋白质会抑制大脑中饥饿素的产生或使大脑中的饿室中枢和饱室中枢的饥饿素的机能下降。在诸多蛋白质中，乳清蛋白对于减肥至关重要，它是减肥者的好朋友。乳清蛋白中含有大量的亮氨酸，它可以给大脑传递“不饿了，基本上饱了”的信号，从而使人减少摄入以达到减肥的目的。另一方面，蛋白质还能动员内脏脂肪的代谢。当人体内没有足够的糖和脂肪时，蛋白质就会动员内脏的脂肪去补充人体能量的不足，这种糖异生作用是消脂的重要方式。此外，在高蛋白饮食减重过程中，减肥者在减少内脏脂肪时因补充了足量的蛋白质使其肌肉能够得到保留，从而塑造出完美的身材。

有人提出，蛋白粉吃多了会不会对我们的健康造成不良影响呢？还有些单纯性肥胖患者担心高蛋白饮食会使体内的尿酸过高，其实肥胖患者使用高蛋白饮食减重法不但不会增高其尿酸的水平，反而会使其尿酸水平降低。食物对人体代谢的损伤远远没有肥胖对人体代谢的损伤严重，肥胖对尿酸的不良影响远远大于膳食对尿酸的不良影响。所以，减肥才是王道，只有减肥才能够把肥胖者的代谢损伤降到最低。

那么，如此高效的高蛋白饮食减重法是否适用于所有的减肥者呢？答案是否定的。不是所有人都能采用高蛋白饮食减重，身体较弱或肾脏功能较差的人尤其须注意避免。高蛋白饮食方案须根据使用者的身高、体重等具体情况结合经验公式而制订，还需评估使用者的肾脏功能是否适合高蛋白饮食减重方式。减肥最好在医生的指导下进行，让医生制订出符合自身情况的高蛋白饮食减重方案，这样才能安全而高效地减肥。

●“臣”——纤维。纤维是蛋白质的好搭档，它可增加人的饱腹感，将1小包膳食纤维与300毫升的水混合，喝下去后纤维即在胃中膨胀了300倍，一下子就能把胃撑开，使人不会感觉到饥饿。

●“佐”——维生素。在减肥的过程中，人体对维生素、微量元素的需求量增大。减肥时，如果维生素吃得不够就容易引发微量元素的缺乏，减肥者易出现口角炎、舌炎等炎症，女性还会出现脱发、经期紊乱等情况，此时补充足量的维生素尤为重要。

●“使”——鱼油。鱼油能够增强人体的免疫功能，鱼油中含有欧米伽-3脂肪酸，它能够缓解人体内的炎症反应。现在很多人谈油色变，认为吃鱼油就会长脂肪。其实，鱼油和一般的油脂不同，它主要含二十碳五烯酸（EPA）和二十二碳六烯酸（DHA），鱼油能够降低血液中的三酰甘油。一般建议减肥者每天服用1.5~2克的鱼油（不要过量补充，以免对身体产生伤害），也可在日常生活中用鱼肉来取代一些红肉。须注意吃抗凝血药、降血脂药或患有血友病的人不适合补充鱼油。

08 减肥期间应不吃或少吃哪些食物?

●油炸食物：炸油饼、炸薯条、炸鱼、炸鸡、地三鲜、烧茄子、咕咾肉等。地三鲜、烧茄子等很多菜都是先炸后烧，其含有大量油脂。

●能看见白色脂肪的猪、牛、羊肉：五花肉、牛腩、排骨、大理石纹牛排等。很多人知道不应吃肥肉，但是不知道带筋膜的排骨热量也很高，减肥期间不要吃排骨。减肥期间最好选择里脊肉这种看不见白色脂肪的纯瘦肉。

●各种动物皮及带皮的食物：鸡皮、鸭皮、猪皮、凤爪、鸡翅、鸭翅、猪蹄、肘子、猪头肉等。动物皮脂肪含量高，减肥期间不要吃。去皮的鸡胸肉和牛肉是最好的选择。

●坚果：花生、核桃、开心果、瓜子、松子等。坚果是非常有营养的食物，但是其含油脂多、热量高，减肥期间不要吃。减重维持期可以适量食用坚果。

●带馅儿的食物：包子、饺子、馅饼、蒸饺等。外卖的肉包子里有不少肥肉，素馅包子里也常常加入猪油和油渣调味，减肥期间这些食物不要吃。有人问，自己做的素馅包子能吃吗？我们建议减肥期间最好不要吃包子，因为包子的热量不好估算，容易估算热量的米饭、馒头、红薯、马铃薯等食物是减肥期间的最佳选择。

减肥期间不能吃的食物

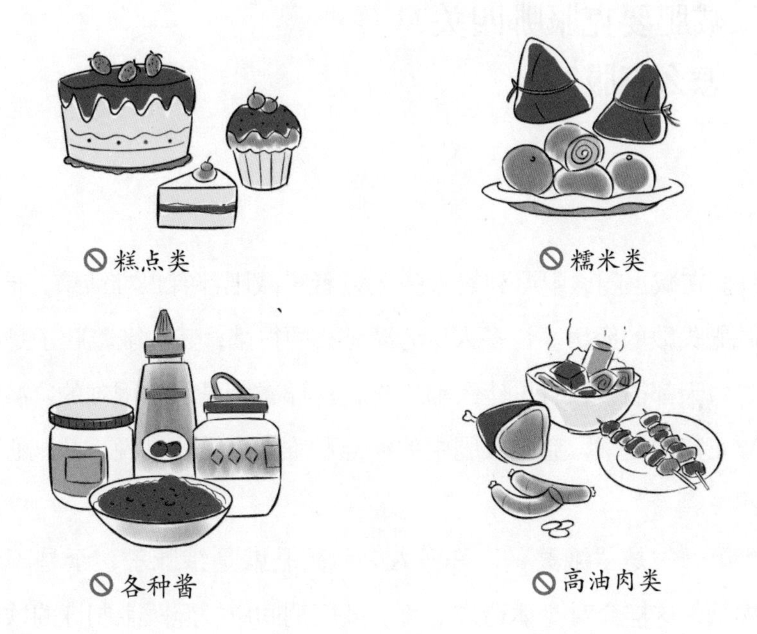

●分层的面食：烧饼、烙饼、酥皮饼等。这类食物在制作时为了使面食分层需要刷不少的油。

●加工食品：饮料、蛋糕、糖果、巧克力、饼干、香肠、腌肉等。不管你是否减肥，都建议不要常吃这类食品，减肥期间更要严格控制，特别是乳酸菌饮料含有大量蔗糖，建议不要饮用，可以改喝无蔗糖酸奶或者低脂纯牛奶。

●酒：白酒、黄酒、葡萄酒等各种酒类。减肥期间建议不要饮酒。

●高热量的酱料：沙拉酱、蛋黄酱、甜面酱、火锅麻酱等。这些酱中含大量的脂肪和糖，应避免食用。拌沙拉应选择油醋汁或低热量沙拉汁。酱料的热量挺高，却常被减肥者忽视。

●汤：肉汤、浓汤等。减肥期间最好不要喝汤。

●糯米类的食物：粽子、小汤圆、艾窝窝、驴打滚儿等。这些都是含有非常高糖分的食物，容易让人发胖。

减肥要克服哪四关？怎么克服？

我们在减重门诊中遇到的大多数患者对减肥都有畏难情绪，他们曾有多次减肥失败的经历。许多人认为减肥必须得饿，其实饿着肚子是很难减肥的，每天都很饿，看见什么都想吃，这样减肥是非常困难的。减肥者必须建立正确的观念，克服减肥中的痛点和难点。具体来说，减肥必须克服以下四关。

● 第一关是“饿关”。许多人以为减肥就是饿肚子，于是不吃晚餐，长期挨饿，这样会对身体造成危害。减肥期间应按照医生制订的饮食方案执行，忍受轻度的饥饿，不要进行极端的节食。

● 第二关是“坚持关”。很多患者减了5千克就挺高兴，就松懈了，但实际上他可能需要减25千克或50千克。短期内的小目标易达到，但长期坚持减肥非常难，减肥就是一场持久战。

● 第三关是“馋关”。有些女性肥胖者，她不饿，她馋，她看见蛋糕就想吃，看见别人吃奶油冰激凌，一种快乐的感觉便油然而生，她也想去吃，这就是“馋关”，有的时候它是挺难克服的。减肥期间患者应尽量少看这些诱人的食物，连图片都不要看，尽量做到清心寡欲，这样就能够减少美食的诱惑。

饿关

坚持关 馋关

饭局关

●第四关是“饭局关”。有些人一出去吃饭就吃多了，一顿大餐就让之前的努力付诸东流，比如减肥需要坚持30天，有的人坚持了29天半，最后一顿老板非让他出去吃饭，一顿就能吃回来，以往的减肥成果全部丧失。

坚持对于每个人来说都需要用意志力去完成，有些人意志力不强，还没达到目标自己就放弃了，就屈从了，这样是特别不利于减肥的。要想成功减肥就要有坚定的决心，执行力要强，还要有不达到目标誓不罢休的意志。那么，有没有什么策略能够帮助患者成功减肥呢?

首先，我们会帮助患者确立目标。如一位患者的减肥目标是1个月减4千克，我们会把4千克分解成很多个小目标，让减肥者每周都有目标要完成。如我们设定第一周必须减1.5千克，再把1.5千克分解成不同的小目标，前两天必须减0.5千克，然后……这样让减肥者一点点地完成第一周的目标，接着第二周减1千克，第三周减1千克，最后一周减0.5千克，这样就可以把减肥目标分解开来，让减肥者一步步地去完成。减肥者要写心愿清单，写下每一周的目标是什么并检查自己是否完成了任务。如果把大的目标化成小的目标去实现，减肥者就容易获得成功的感觉，就会愿意去坚持。

其次，减肥者应找人来管理自己。减肥的朋友最好能结成运动伙伴互相促进，很多家庭里老公胖、老婆也胖，我们就让夫妻俩一块儿减，他们可以互相监督与管理。有时候我们会建立一个微信群，让大伙儿在群里晒自己的运动情况和减肥成果，互相鼓励，让每个人觉得自己并不是孤独地去减肥，当减肥者出去运动的时候，可能发现有一个小伙伴已经在操场跑步了。其实雇人来管理自己减肥也可以，有些人一花钱就觉得这事儿得值，花钱找人天天管，这样减肥效果就会比较好。

减肥是持久战，是一辈子的事。我经常跟患者说：“我希望你在我这儿是最后一次减肥，而且你这次减肥要持续一生。”许多人减了3个月，瘦了，裙子穿上了，挺高兴，几个月后不穿裙子了，穿棉袄了，就不减了，随便吃了，一下子就反弹回去了，这样减肥效果特别差。我们希望更多的肥胖患者能够在我们这儿进行更好的、能够坚持的减肥，打好减肥的持久战。

10 如何评价医学营养减重的效果？

对减肥效果的评估，除了关注体重外还须关注以下3点。第一，人体内的脂肪是否减少。患者每减重1千克，我们都会去测量他们减掉的到底是肌肉还是脂肪，我们希望他们减的是脂肪。第二，人体内的水是否丢失。很多单纯靠挨饿来减肥的患者，1周也减了2.5千克甚至3.5千克，但是减的全是水，每个细胞都饿扁了，水分被排出体外，稍微一吃饭，体重马上就反弹了。我们希望患者减的别是水，而是脂肪。第三，人体内的肌肉是否丢失。有些人体重减下来了，但肌肉也减了不少，我们希望患者的肌肉不要减少，尽量维持瘦体重。在一个减肥周期结束之后，医生会给减肥者测一测体重减掉了多少，人体内的脂肪、水、肌肉分别减掉了多少，然后对减重效果做一个评估。医学减重最核心的目标是让患者重新获得健康，我们希望减肥者减去更多的脂肪，保有更多的肌肉。

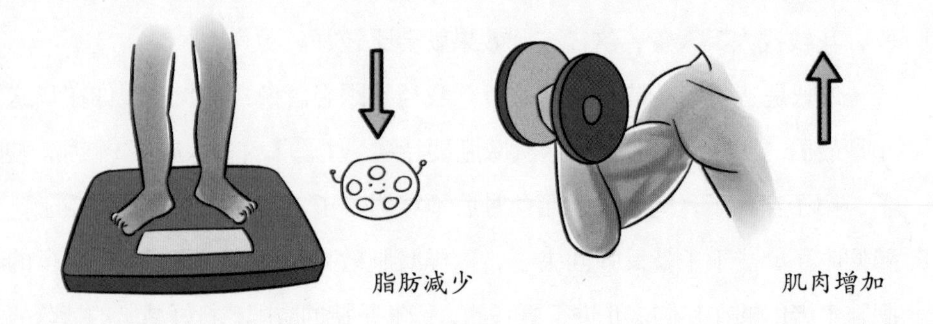

减肥后，与肥胖相关的疾病会得到改善吗？

答案是肯定的。特别是一些重度肥胖的患者，当他们的体重减到相对理想的范围，其慢性病就会得到改善。举个例子，一位来我们医院减肥的女士，她的体重是162千克，通过医学营养减重体重最终减到了67千克，减了一多半的体重，结果其各种慢性病均得到改善。她刚来就诊的时候，做了个体检，结果显示她有高血压、高血脂、高血糖、脂肪肝等，当她减到100千克以下的时候，血压、血脂、血糖、肝功能全部都恢复正常了，再往后体重越减轻各项身体指标越理想。所以，减肥对于这些重度肥胖的人是非常有益的。轻度肥胖的人如果能减掉体重的5%，就会大大地减轻代谢的负担，高血脂、高血压、高血糖都会得到改善。

当体质指数（BMI）从30以上减至25以下时的健康获益

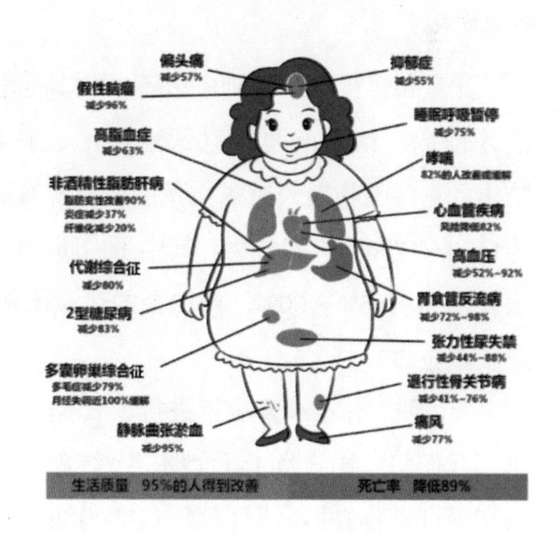

12 医学营养减重对儿童、青少年是安全的吗?

对于肥胖的儿童和青少年，我们不用高蛋白饮食的减重方式，因为他们的肾脏功能还没有发育完善。我们会对他们进行生活方式的指导，指导他们进行科学的饮食和运动。他们的膳食应以低热量、营养均衡为原则，注意补充钙、维生素等。运动锻炼可促进他们生长发育，同时减少体脂。饮食调整加运动是儿童、青少年安全的减肥方式。

儿童和青少年的减肥应以不妨碍其生长发育、不影响其正常学习和生活为前提。饮食上要注意荤素搭配、食物多样化，蛋白质摄入要充足，防止动物性脂肪摄入过多。我们建议需减肥的儿童或青少年每天摄入热量为1600～1700千卡的食物，其中蛋白质占15%～20%，脂肪占20%～25%，碳水化合物占55%～60%，1日3餐的热量比例要合理，早、中、晚3餐摄入的热量比应为3：4：3。

为了便于儿童、青少年进行饮食控制，我们将食物分为红灯食物、黄灯食物和绿灯食物3种。红灯食物包括奶油蛋糕、糖果、冰激凌以及所有的油炸、油煎食物，这些都是高热量食物，每周食用不能超过3次，每次的食用量也不宜过多。黄灯食物包括瘦肉类、蛋类、主食类食物以及奶制品，可以适量食用，但不能过多。绿灯食物包括低糖水果（如猕猴桃、草莓、苹果等）、蔬菜，可以经常食用，但须注意烹调蔬菜要少放油。

红灯食物

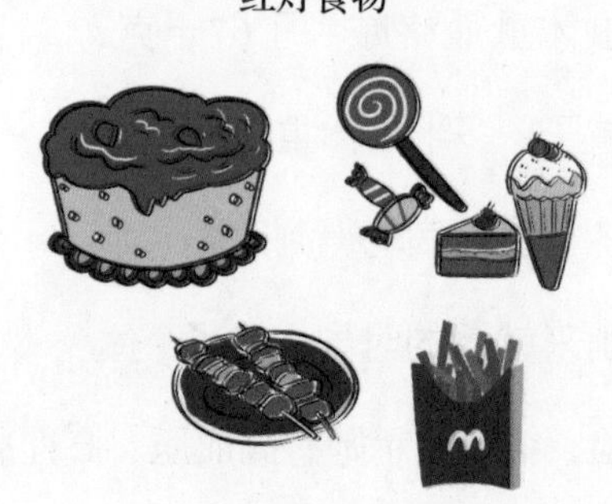

此外，儿童、青少年在控制饮食的基础上应积极地进行体育锻炼，这样可以产生良好的减脂效果。应选择有趣味性的运动以便于坚持，对运动强度不能过于强求，应与孩子的体力与耐力相适应。

13 老年人减肥需要注意什么？

对于来减肥的老年人，我们为其制订的目标和年轻人有所不同。60岁以上的老年人，人体的成分基本上固定了，减肥时会丢失的只有肌肉，我们在这个时候不建议他们快速地减肥或剧烈地减肥，而建议他们增强肌肉、维持基本的体重，别让体重增长就行了。除非对特别胖的患者，我们会给出减重建议并提供健康咨询。适宜医学营养减重的人群集中在18～55岁，这部分人群是医学营养减重的重点人群，老年人不作为减肥的重点人群。

为维持体重、增强肌肉，老年人可进行适当运动，那么老年肥胖者运动锻炼应注意什么呢？老年人进行减肥运动应将安全放在首位。第一，运动前必须进行较为详细的体检，明确自己有无心、肺、肝、肾等的功能不全，明确血压有多高、血糖有多高、血脂有多高以及身体素质和运动机能如何等。老年人应在得到医生的允许后才可开始运动，而不进行任何检查、仅凭感觉认为自己身体好就开始减肥运动，不仅达不到减肥的目的，还有可能发生意外。第二，老年人应根据自身条件选择合适的运动项目，如散步、慢跑、打太极拳、游泳等，循序渐进地增加运动量。老年人运动前应先做热身运动，全身活动开后再进行较大运动量的锻炼。第三，老年人不要单独进行减肥锻炼，最好有伙伴或家人陪同。老年人运动时应随身携带急救药品，以防万一。在运动时如出现身体不适应马上停止，回家休息或就医。

医学营养减重会导致减肥者营养不良吗?

对苗条身材的苛求对某些人来说已成为一种心理问题。有些14~16岁的小女孩本来就不胖或者稍微胖一点，就对自己下狠手，完全靠挨饿来减肥，短时期之内体重下降20千克、30千克，弄得自己营养不良、骨瘦如柴，其健康受到严重损害。在这种情况下，减肥者还可能会患上神经性厌食，这是心理的问题，不能把它归因于减肥。医学减肥不会允许患者瘦到那种程度，绝大多数人瘦到一定的程度，身体就平衡了，体重不会再往下掉。某些人做了减肥手术以后，体重一直往下掉，这个时候医生会采取措施为其补充营养。本书所提倡的医学营养减重是依靠改善日常行为习惯、饮食干预和运动干预来减肥的，随时可以收手，减肥者不会出现营养不良的问题。

医学营养减重会导致皮肤松弛吗?

男性减肥者和女性减肥者的皮肤松弛情况有所差异。有些男性在医学减重过程中因为配合得很好而减下来30多千克，但皮肤却不松弛，而某些女性减了10千克就会出现皮肤松弛。皮肤松弛主要发生在疏松组织或腹部。有些人减肥后皮肤会慢慢地收紧起来，只不过因肥胖皮肤被撑开而形成的皮纹很难消失，需要去美容整形科解决问题。一般来说，采用高蛋白饮食减重的患者，其肌肉储备是充足的，所以不太容易出现皮肤松弛，而单纯靠挨饿减肥的患者易出现皮肤松弛。在进行医学营养减重时，我们会提前让患者补充足量的维生素、微量元素、蛋白质、膳食纤维以减少可能出现的营养不良、乏力、脱发、经期不适、牙龈出血等，所以说医学营养减重是安全的。

16 减肥者如何防止脱发？

短期、快速减肥的人和为减肥长期饮食不正常的人会脱发。当人体遇到生存压力时，最先被牺牲的可能就是头发，所以头发是身体营养状况的风向标。与减肥有关的脱发大多是由节食不当导致的营养缺乏引起的。营养状态不佳时，头发可能出现变细、变稀、变白、枯黄、易断等问题。导致脱发的具体原因有：膳食热量过低、缺乏蛋白质、缺乏主食、缺乏维生素（如B族维生素）、缺乏微量元素(如铁、锌、硒等)以及维生素A过量。

减肥者如何防止脱发？

- 设定合理的减肥速度。美国运动委员会指出，如果每周减重超过1千克，就有可能出现脱发。减肥者应适当减少膳食热量，不能过度节食。
- 减肥者的饮食中应包含足量的肉、蛋、奶、豆等优质蛋白质食物。
- 减肥者的饮食中应包含一定量的主食。
- 建议减肥者在医生的指导下补充维生素、矿物质制剂。
- 如果同时使用多种保健品，最好咨询营养师，避免因维生素A摄入过量导致脱发。
- 患贫血和更年期的减肥者脱发的可能性较高，如果出现脱发请及时就医。正在医生指导下减肥的病人，请优先遵从医生的方案。

17 为什么医学营养减重的反弹概率小？

减肥面临的最大问题就是反弹了，那么医学营养减重会反弹吗？所谓反弹，是指当患者减肥成功后或减到一定程度后，体重不受自己控制地回升。在美国曾经有一个非常著名的真人秀节目，节目中选了19个胖子来减肥，他们的体重都在3个月的时间内减得非常多，多数人在3个月的时间里都减了20~25千克。这些人6年以后再回来随访，只有1个人没有反弹，其余的人都胖回去了。单纯靠节食来快速减肥的大多数人，在1~2个月的时间内就会反弹，而在医生的指导下缓缓减肥的人反弹概率则相对较小，减得越慢，反弹得越慢。建立健康的生活方式需要一个长期的过程，应循序渐进地进行，这样反弹概率会大大降低。

一定要再次强调，减肥和维持体重是一生的事。虽然不一定一生都用医学营养减重的方法去控制体重，但是需要一生都去关注体重，这样反弹的概率就相对比较低了。

反复减肥失败的患者有非常多的苦衷，屡战屡败，屡败屡战。这些减肥者往往使用了不科学的减肥方法，比如只是靠挨饿来减肥，一开始有效，但是反弹很快。这些人首先要检讨一下自己的减肥动机（为何而减肥？先把这个事情搞清楚），下定决心后再来接受医学营养减重，在医学的指导下采用我们的方法安全地减少热量的摄入，减肥一定会成功。

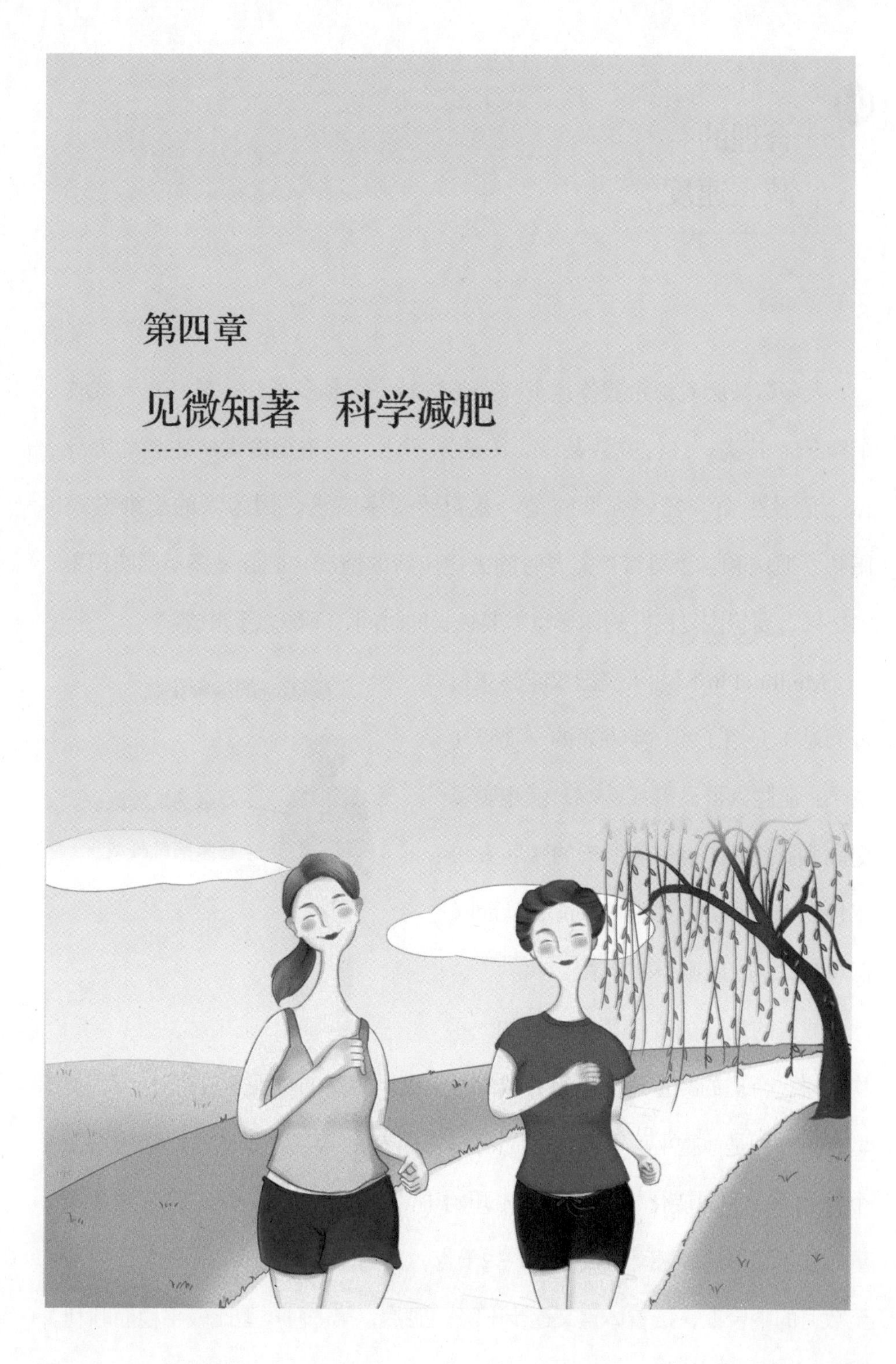
第四章
见微知著　科学减肥

01 合理的减重速度

大多数减肥者都希望体重下降得越快越好、越多越好，最好一天减成个瘦子。其实，往往收效甚微，欲速则不达，减重速度太快还会危害身体、危及生命。需要强调的是，减重要循序渐进，因为人的思维方式、脂肪、肌肉和各个器官都需要时间去适应新的情况。肥胖是多年脂肪积累的结果，要想恢复良好的体形也需要较长的时间，不能急于求成。

MedlinePlus网站（美国权威健康科普网站）介绍了2016年发表的一项研究结果：肥胖人群只需减重5%，就能显著提高脂肪组织、肝脏和肌肉的胰岛素敏感性，改善胰岛B细胞的功能，从而降低患糖尿病和心脏病的风险。

减重5%的健康获益

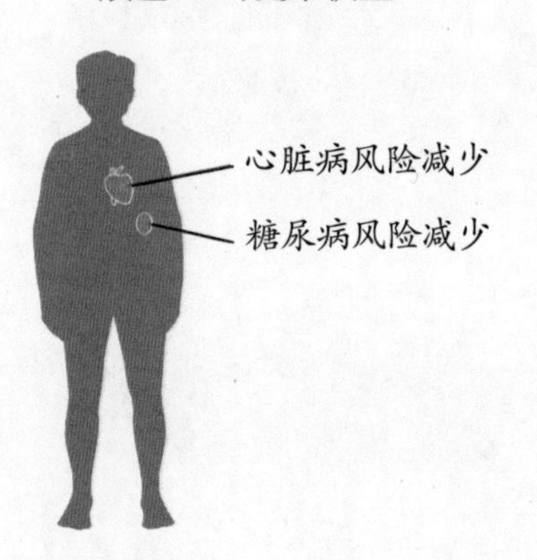

减重的最佳速度是因人而异的。平均来说，合理的减重速度是每月减2～4千克。减重的过程一般可分为3种类型：第一种是体重平稳下降，每周减0.5～1千克；第二种是减重开始的1～2个月体重无明显变化，之后体重才开始下降，而且速度较快；第三种是体重最初下降很快，甚至每周下降1～2千克，然后体重停止下降，进入数周甚至数月的平台期，接着体重又逐步下降。显然，第一种类型比较平稳而顺利。

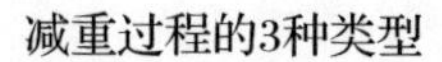

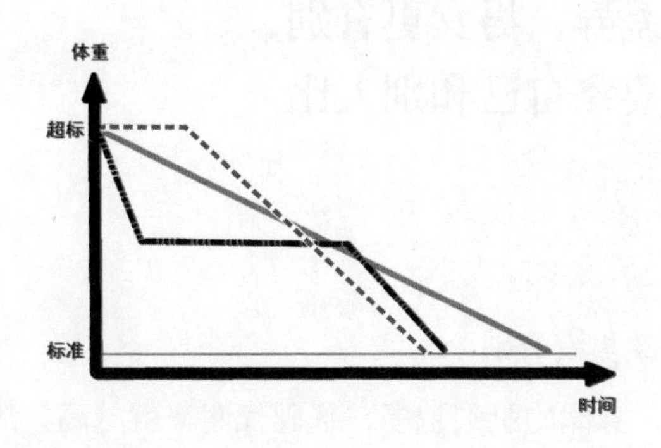

—— 体重平稳下降，最为理想

- - - 减重开始的1~2个月体重无明显变化，之后才开始下降，而且下降速度较快

┅━┅ 体重最初下降很快，甚至每周达1~2千克，然后体重停止下降数周甚至数月，接着体重又逐步下降

减重的开始阶段体重下降较快，主要是因为组织蛋白和水分丢失得较多。随着减重的继续进行，身体逐渐维持了氮平衡，体重下降也不明显了，此时如能继续坚持则开始消耗脂肪组织，体重又开始下降。减肥者应清楚地了解减重的过程和正常的生理变化，既不急于求成也不悲观失望，将减重进行到底，切忌中途放弃减重。

世界各国的减重指南大多将6个月内减重5%～10%设定为减重的第一阶段的目标。其实减重的初步目标可以设得再低一些，让更多人从中获得信心和继续前进的动力。

02 人体有差异，男女更有别，减肥不要拿自己和别人比

基础代谢率男女有别

大家都知道，身体的肌肉越多，基础代谢率就越高，热量消耗也越多。男性比女性肌肉发达，所以同龄男性基础代谢率约比女性高10%。男性每天比女性消耗更多的热量。正常成年女性的基础代谢每天消耗热量1220千卡左右，成年男性的基础代谢每天消耗热量1550千卡左右。由于基础代谢率的差异，男性每天可以比女性多吃1个巨无霸汉堡。

男女基础代谢率的差异

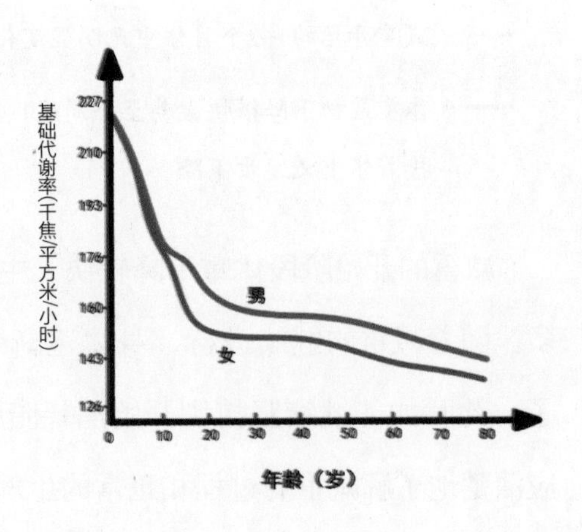

女性比男性更容易储存脂肪

对于成年人而言，男性的正常体脂率是 10%~18%，女性的正常体脂率是 20%~25%。女性的大脑更喜欢让身体储存脂肪，这是进化的结果。女性需要承担生养后代的责任，一旦女性到达生育年龄，就会在臀部和大腿储存脂肪为怀孕做准备，在女性哺乳期这些脂肪也会派上用场。囤积在女性大腿和臀部中的脂肪中富含对婴儿大脑发育非常重要的二十二碳六烯酸（DHA），它在通过母乳喂养推动新生儿大脑发育中起着至关重要的作用。

有些女孩子过度节食后会发现月经不来了，这就是个危险信号，这反映出身体进入“饥荒”模式，过度节食造成身体认为生育功能已经没法兼顾了，于是停了月经。如果减肥者发生这种情况就需要咨询医生并恢复饮食了，因为身体健康最重要。

激素差异使男女燃脂效果不一样

研究表明：男性比女性瘦得快是因为男女体内的肌肉和脂肪的含量不同。男性体内的肌肉含量较多，代谢率相对较高，所以比女性瘦得快。在运动之后，女性的胃饥饿素会上升，瘦蛋白会下降，所以女性锻炼完感觉更饿，而男性就不会经历这样的激素波动。雄性激素能促进蛋白质合成代谢，能促进骨骼、肌肉的发育。女性的雄性激素只有男性的1/20，所以女性的增肌减脂效果会稍逊于男性。可以说，男生减肥真的比女性容易得多，而且男性减肥最先减脂的部位是肚子，瘦得很明显。女性减肥则战线拉得较长，短期内减肥的效果也没有那么明显。

情绪的干扰使女性更容易发胖

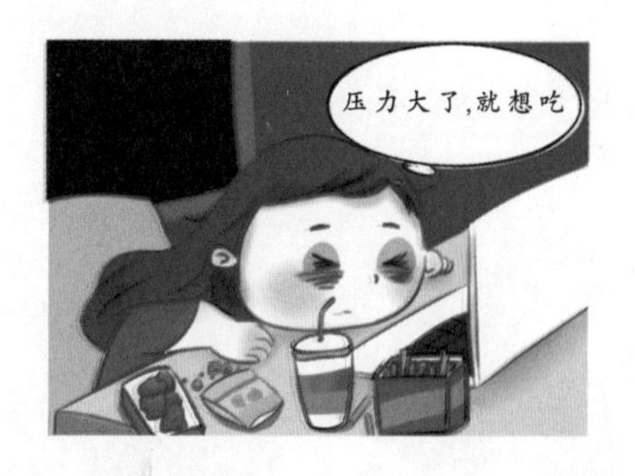

女性心思细腻、多愁善感，男性则大大咧咧、直来直去，这对体脂的生成是有影响的。研究显示，女人对美食的情感依赖更强，无聊时就吃薯片，开心就吃火锅，压力大了就吃甜品……心理压力会使人体增肥激素——皮质醇水平噌噌上升，皮质醇会使血糖升高，促进脂肪在腹部的囤积。

而男性对食物的情感依赖比较弱，往往可以不受食物的诱惑，抗压能力也较强，平时的运动习惯很规律，体型自然维持得更好。

▶女性在月经期间体重会增加

女性在月经期间盆腔充血、子宫变大压迫下肢静脉进而影响血液循环形成水肿。女性在黄体期身体会大量地储存水，在这个时期雌激素水平会升高，将许多多余的水分锁在体内，使体重增加，一般来说经期结束后体重就会恢复正常，但如果在月经期间吃进去大量的高热量食物，那体重就不一定恢复得回去了。请不要相信“月经期间吃什么都不会胖”的传言。

03 每天吃多少？如何做到食不过量？

每个人每天对热量的需求与其体重及活动量有关，成年人每天所需热量可根据表5进行估算。

表5 成年人每天所需热量（千卡/千克体重/天）

体力活动等级	轻度体力活动 (25%的时间运动, 75%的时间坐或站)	中度体力活动 (50%的时间运动, 50%的时间坐或站)	重度体力活动 (75%的时间运动, 25%的时间坐或站)
每天每千克体重所需热量(千卡/千克体重/天)	25~30	30~35	35~40

比如，一个体重70千克的成年人，体力活动等级为中度，他每日每公斤体重所需热量为30千卡，那么他每天所需热量=30×70 = 2100千卡。

- 如果想维持体重，每天应摄入2100千卡的热量；
- 如果想增加体重，每天应摄入的热量就必须超过2100千卡；
- 如果想减肥，每天应摄入的热量就必须少于2100千卡或增加活动量，才能使热量入不敷出而达到减肥的目的。

如何估算食物的热量?

有个减肥的姑娘抱怨，自己吃得很少还长胖。我们仔细询问她的日常饮食后发现，她每天摄入的热量已经超标，她吃的都是高热量的食物。比如，她晚餐吃了1个芝麻烧饼，搭配1杯速溶咖啡，似乎挺少吧？其实，她吃多了。看着少是因为食物体积小，而吃多了是指摄入的热量高。肥胖的根本原因是摄入的热量比消耗的热量多，所以，控制饮食的关键不是控制食物的体积，而是控制摄入的热量。能够正确判断自己是否吃多了是减肥的第一步。

同样质量的食物，有的体积小、热量高，如巧克力、奶油蛋糕、五花肉等；有的则体积大、热量低，比如冬瓜、黄瓜、大白菜等蔬菜。这样的差异源于食物的能量密度不同。让我们先来了解一下生活中常见食物的能量密度（见表6）。

表6 常见食物的能量密度（每100克食物所提供的热量）

食物种类	千卡	食物种类	千卡
米饭（蒸）	116	南瓜	22
馒头	222	芹菜	14
红薯	99	黄瓜	15
油饼	400	冬瓜	11
饼干	435	香蕉	91
蛋糕	345	苹果	52
猪肉（腿）	189	鸡蛋	145
牛肉（腿）	106	奶油	909
炸鸡	213	奶糖	400
鸡翅	192	巧克力	588
带鱼	127	核桃	625
豆腐	81	花生仁（炒）	588
马铃薯	76		

按这个能量密度表计算，一小条巧克力（约43克，含热量约253千卡）所含热量比3斤黄瓜（约1500克，含热量约225千卡）还要高。因此，减肥者应该尽量选择能量密度低的食物，即使吃到撑，摄入的热量也不高，不会发胖，应避免吃那些能量密度高的食物，这些食物没吃两口摄入的热量就很高，还让人停不住地想吃。

《中国超重/肥胖医学营养治疗专家共识（2016）》中对低热量膳食（减肥膳食）的定义为在满足蛋白质、维生素、矿物质、膳食纤维和水这五大营养素的基础上适量地减少脂肪和碳水化合物的摄取，将正常自由进食的热量减去30%~50%的膳食模式。一般设计为，成年女性每天摄入热量1000~1200千卡，成年男性每天摄入热量1200~1600千卡。患者按照此标准吃，一个月能减重1~2千克，舒舒服服坚持1年，就能减重12~24千克，已经相当可观了。患者每日摄入的热量高于推荐值，减肥效果不明显，低于推荐值则会饿得慌、损害健康，即使短期内减肥比较快，1年后反弹概率也会较高，还不如按推荐标准吃。减肥要讲科学，欲速则不达。网上有食物热量表、食物卡路里计算软件可供下载。手机上的应用程序商店也有食物卡路里计算器可供下载，减肥的朋友不妨使用。

现在，我们再算一算上面那位姑娘的晚餐的热量值。1个芝麻烧饼（100克，有油、糖、芝麻酱，陕西风味），热量约为630千卡。1杯加糖、加奶的速溶咖啡，热量约为60千卡。晚餐总热量约为690千卡。

+
1个芝麻烧饼(100克)
约630千卡
1杯速溶咖啡+糖+奶
约60千卡

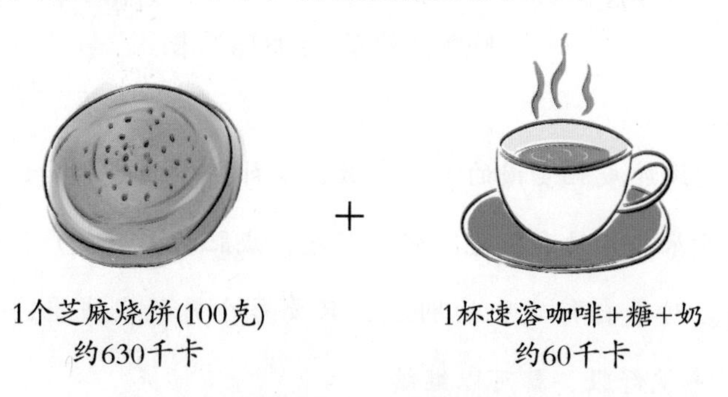

晚餐总热量：约690千卡

晚餐热量应该占一天所摄入总热量的30%（早餐占30%，午餐占40%），按低热量膳食（减肥膳食）推荐值计算，晚餐的热量应是300~360千卡。两相对照，她显然吃得太多了。我们把姑娘的晚餐修改一下，可以既吃得丰富，热量还不高。馒头1个（50克)，热量约为111千卡；小米粥1小碗（15克小米熬制），热量约为54千卡；酱牛肉数片（25克），热量约为62千卡；拌海带丝1小碟（50克），热量约为20千卡；红烧冬瓜1小碟（200克），热量约为68千卡；晚餐总热量约为315千卡。计算食物热量时须注意，食物配料、做法不同，热量有一定差别。

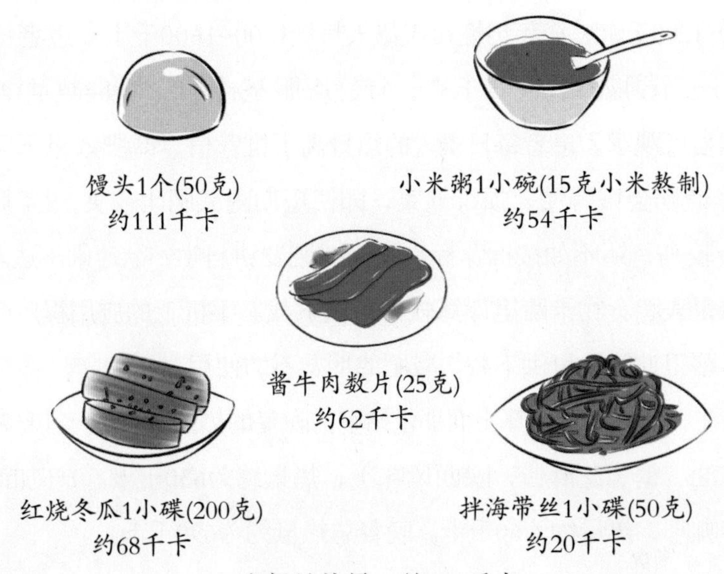

晚餐总热量：约315千卡

小贴士

热量不是设计减肥食谱的唯一参数，设计科学的减肥食谱还需要专业的技能。对于来我们协和医院减肥的朋友，减肥的关键是严格地执行医生设计的食谱。对于自行减肥的朋友，只要每个月稳定减重1～2千克，而且精神好、感觉舒服，就可以继续。

05 减肥者少吃到什么程度为好?

《黄帝内经》指出，养生之道在于饮食有节。肥胖的根本原因就是饮食摄入的热量多于消耗的热量。所以，无论采用何种方法减肥都是通过使热量入不敷出来实现的。摄入热量=消耗热量时，体重保持稳定；摄入热量＞消耗热量时，体重上升；摄入热量＜消耗热量时，体重下降。

说起节食减肥，许多人都有痛苦的经历：饿得难受、胃疼、头晕眼花、心慌慌、浑身没力、口臭、心情不好、没精神、晕倒……这些问题通过科学设计减肥方案是完全可以避免的。

设计减肥餐的第一原则：饮食热量适度降低

想要减肥、健康两手抓，减肥者就得适度降低饮食热量。医学界分析、总结各项研究结果，设定了减肥膳食和维持体重膳食的热量推荐标准（表7）。

表7 减肥膳食和维持体重膳食的热量推荐标准

分类	饮食热量	说明
维持体重膳食	男：2200千卡/天 女：1800千卡/天	18~59岁,城市人口 《中国居民成人膳食指南》
减肥膳食	男：1200~1600千卡/天 女：1000~1200千卡/天	《中国成人超重和肥胖症预防控制指南（2003）》
极低热量膳食	<800千卡/天	有风险！应在医生监护下执行，持续时间一般不超过2周

网上有很多食物卡路里计算器，朋友们可以将其下载到电脑或手机上，把一天所有吃的、喝的食物都录进去，计算饮食热量。

用减肥速度粗略估计节食程度

如果玩不转食物卡路里计算器，可以通过减肥速度粗略估计`这段时间自己是吃多了还是吃少了。如日常轻度体力活动的成年男女如果采用《中国成人超重和肥胖症预防控制指南（2003）》推荐的减肥膳食热量标准，结合每周4次、每次持续40分钟的有氧运动（以微喘、微微出汗为度），1个月可以减重1~2千克，持续1年就能大变身。如果减肥速度超过这个范围，可能吃得太少了，要留意有没有身体上的不适。日常活动量大的人，每天热量消耗得多，自然可以减得快一些。

身体出现报警信号，应及时调整饮食方案或就医

开车行路不要闯红灯，节食减肥也不要闯健康红灯。减肥者的意志和决心应该体现在对科学方案的执行和坚持，而不是忽视身体的报警信号、冒险前行。如果出现头晕乏力、心慌慌等症状，要及时调整方案或就医。

06 怎样做到吃下去的热量不超过身体需要的热量？

按时、按量吃饭

大脑中有一个掌管人饥饿感觉的饱食中枢，饥饿或者饱的感觉都是它传导给我们的。一旦我们不按时吃饭，饱食中枢就会因为之前累积的饥饿感而反应迟钝，不及时地传导给我们“吃饱了”的信号，我们就会不小心吃得过量。所以按时、按量吃好三餐可以防止饮食过量。一日三餐要定量，既不能吃得过饱，也不能吃得过少，一般而言，七分饱即可，也就是肚子已经觉得有些饱了，但还可以再吃一些，这个时候就可以停下来了。

细嚼慢咽

吃得太快也会在饱食中枢没来得及传出“吃饱了”的信号时就不小心吃多了，所以吃饭最好细嚼慢咽，合理的咀嚼次数应该是一口食物在嘴里咀嚼20~30次。

实行分餐制

分餐制，就是一人一份餐食，每人只吃自己盘中的分量，这样既卫生又可以帮助你做到食不过量。分餐制可以让你更清楚自己吃了多少，而不会不知不觉中就吃多了。在分餐制中，你可以根据自己的情况（运动量、生理情况）为自己制订健康食谱，而吃“大桌饭”就很难控制自己的食量了。

中国营养学会建议大家根据“中国居民平衡膳食餐盘”来安排自己盘中的食物，餐盘里的食物分为4部分，分别是谷薯类、蛋白质类、蔬菜类和水果类，膳食餐盘直观地显示一餐膳食中的食物组成和大致比例。

中国居民平衡膳食餐盘

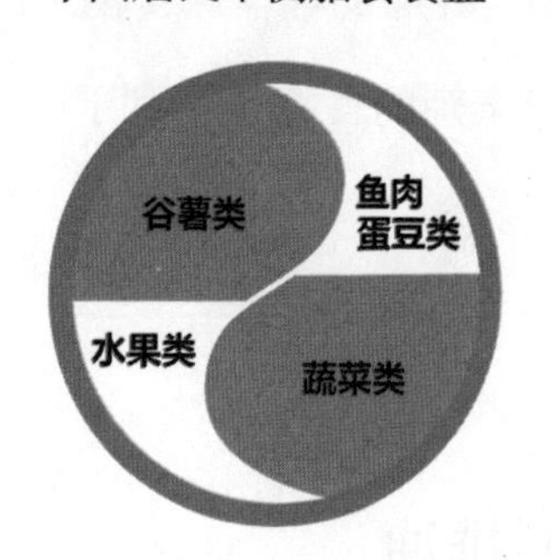

每顿少吃一两口

罗马不是一天建成的，胖起来或者瘦下来也是一个长期的过程。多吃或少吃一口饭短时间内不会引起大的体重变化，但是日积月累就会影响到体重的增减。如果能坚持每顿少吃一两口，长此以往，摄入的热量自然就控制住了。

减少高热量食物的摄入

首先应了解哪些食物是高热量食物，可以看看食品标签上的营养成分表，了解食物的热量值，少摄入高脂肪、高糖的高热量食物（如巧克力、面包、蛋糕、汉堡、炸鸡、薯条、方便面等）。

减少在外就餐的次数

众所周知，在外就餐或者聚餐的时间较长，边吃边聊，不知不觉就会进食过量。因此，减肥的朋友应该减少在外就餐的次数。

选择富含膳食纤维的食物

吃饱腹感强的食物较容易控制摄入量，从而不会导致过量进食。膳食纤维含量高的食物会带来较强的饱腹感，比如燕麦、红薯、麦麸等。另外，蛋白质含量高的食物也可以带来较强的饱腹感，比如牛肉、鸡胸肉、鸡蛋、豆制品等。

少吃辛辣食物

火锅、麻辣烫等辛辣食物可能会大大激发食欲，让人吃得比平时更多。而且过分辛辣的食物也不利于肠胃的消化功能。建议大家日常尽量以清淡饮食为主。

07 要排油，吃的顺序有讲究

在日常饮食中，我们可以先吃一些能阻挡人体吸收油脂的食物，如膳食纤维含量丰富的食物。海带、黑木耳、燕麦等都含有水溶性膳食纤维，摄入这些食物后就像在肠道内布了一层海绵，它可不断吸收经过肠道的糖分、胆固醇和三酰甘油，使之不被肠道吸收，而被排出体外，这样就不会造成体内的脂肪堆积了。另外，充分吸收体内水分的膳食纤维会膨胀，使人很容易产生饱腹感，可预防饮食过量。因此，餐前可以先吃一些海带、木耳等食物。海带既含有丰富的水溶性膳食纤维还含有丰富的二十碳五烯酸（EPA），可有效预防血脂异常。值得注意的是，膳食纤维也有排除其他营养素的作用，所以此类食物也不能吃得太多。

08 不要低估食物中那些看得见与看不见的脂肪

很多人都认为烹调用油是膳食脂肪的唯一来源，以为炒菜少用油就算是限制脂肪了。其实日常食用的很多食物中都含有脂肪，却常常被减肥者忽视。我们可以粗略地将脂肪分为看得见的脂肪和看不见的脂肪两大类：前者是指一眼就能看见的脂肪，如动物油、花生油、豆油、橄榄油以及动物皮（如鸡皮、鸭皮）等，控制这类脂肪的摄入并不难；后者是指藏在食物中，不容易为人所注意的脂肪。肉类、蛋类、奶制品、动物内脏、坚果（如花生、葵花子、核桃、杏仁、开心果、松子等）中均含有较多的看不见的脂肪。20粒花生米或40颗葵花子或2个核桃的脂肪含量相当于10克植物油（约1勺油）的脂肪含量。这些看不见的脂肪恰恰是人们容易过量摄入的脂肪，这些脂肪易在体内囤积引起肥胖。

坚果的脂肪含量

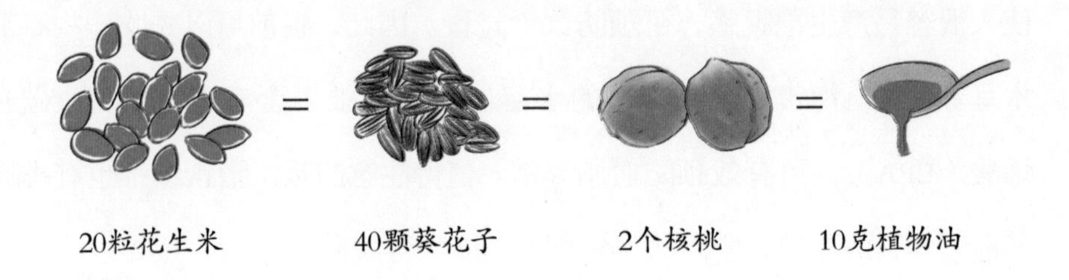

烹调过程中的许多因素可能影响减肥的效果。第一，在烹调中要注意用油量，应当减少或避免油炸、油煎。这些烹调方法用油太多，应多用蒸、煮、炖、凉拌等做法，例如清蒸鱼、煮牛肉、炖豆腐、凉拌芹菜等。第二，如果菜肴中使用的肉类较多，就可以配一些凉拌的绿叶蔬菜，既可以饱腹又可以降脂。第三，做菜时要少放糖和盐，过多的糖和盐会使人食欲大开，使人体重增加、血压升高，可以用葱、姜、蒜、味精、料酒等来增加菜肴风味，拌沙拉时沙拉酱不要放入太多。第四，应少吃烧烤的肉类食物，如果实在要吃应将肉类表面的油脂去除。生活中控制脂肪摄入的方法需要在生活实践中逐渐摸索和体会，切断各种额外脂肪的摄入途径就能有效保护负担过重的心血管，最终赢得健康和苗条的身材。

09 不吃主食危害大，减肥期间应如何吃主食？

现在流行一种只吃肉、不吃主食的高蛋白、无碳水化合物的减肥方法，据说很有效，其实这种方法存在一定的风险。所谓的只吃肉、不吃主食，实际上是一个噱头，只为吸引减肥者的注意力。专家指出，一方面常见的肉类（如猪肉、牛肉、羊肉、鸡肉、鸭肉），除了蛋白质，还含有比较多的脂肪，尤其是红肉里面的饱和脂肪酸含量较高。只吃肉、不吃饭，坚持1～2个月问题不大，如果长期这么做会导致脂肪摄入过多，容易增加心脑血管的负担，而且这样吃人体摄入的总热量是超标的，会影响减肥。另一方面，主食对于每个人来说都是非常重要的，一个人每天应该至少摄入150克（生重）的主食，才能够满足人体需求。如果光吃肉、不吃主食和水果，营养不均衡，不利于健康。

那么在主食的选择上又有哪些讲究呢？有人认为减肥的人应多吃粗粮，因为粗粮饱腹感比较强。其实，长期单纯地吃粗粮也不好，我们不建议所有的主食都是粗粮。因为它会影响到蛋白质、钙、铁的吸收，容易引发营养不良，所以我们建议减肥者吃主食要粗细搭配，既吃细粮也吃粗粮。另外，在主食的量的控制上要注意米和面的吸水量是不一样的，生米、生面的质量都是50克，做熟了以后却不一样，50克的米做熟的米饭是130克，就能到这么一小碗了，而50克的面做成的馒头是75克，你以为好像2个馒头和1碗米饭差不多，其实2个馒头的热量要远远高于1碗米饭的热量，吃主食时这个量必须得准确把控。

2个馒头的热量>1碗米饭的热量

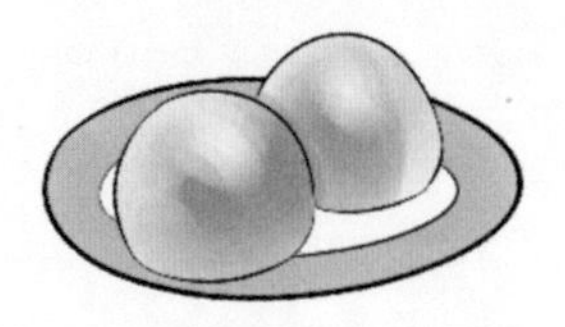

50克的面做成馒头是75克

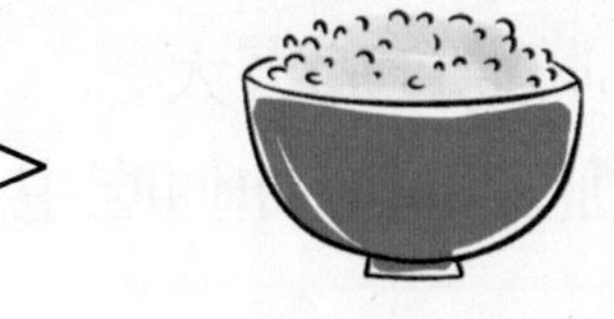

50克的米做成米饭是130克

10 减肥期间糖的摄入有何讲究？

很多减肥者认为糖是减肥的大忌，于是就不吃糖类食物了，其实减肥者不能完全禁食所有种类的糖。糖类分为单糖、双糖和多糖，单糖对肥胖者和糖尿病患者而言是最大的敌人，应少吃，葡萄糖属于单糖；双糖由两个单糖组成，蔗糖、麦芽糖都是双糖；多糖由多个单糖组成，红薯、玉米、大米等粮食中所含的糖都属于多糖。

为了减肥或更好地控制体重，我们应该少吃精制的糖，尽量不吃或少吃单糖（葡萄糖等）和双糖（蔗糖等），可以适量地吃多糖（主食）。很多人认为，主食就是碳水化合物，摄入的主食最终都会变成糖、变成脂肪，所以觉得主食是很可怕的东西。其实，我们的大脑每天维持基本活动须摄入不少于130克的糖，转化成食物即为150克（生重）的主食，完全不吃或长期不吃主食对我们的健康的危害是非常大的。

大脑每天维持活动需摄入不少于150克（生重）的主食

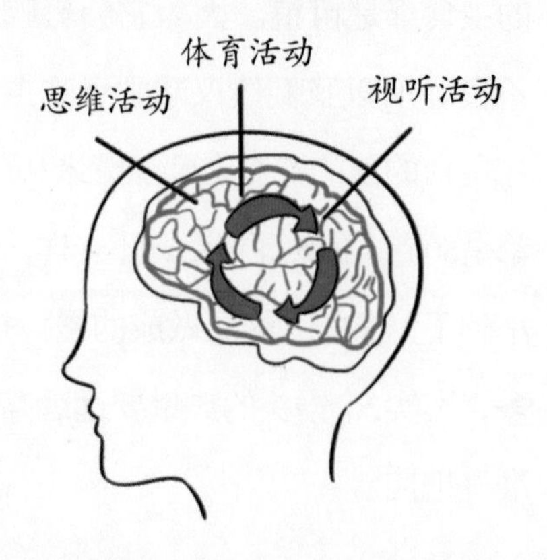

11 减肥期间晚餐要不要吃？怎么吃？

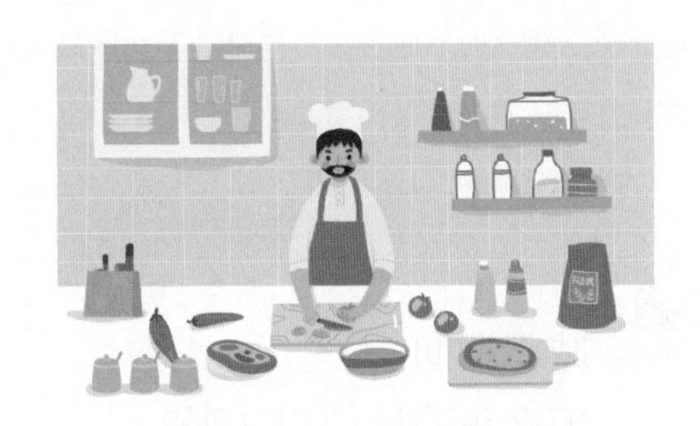

忙碌一天之后，感觉有些疲乏的你怎样安排自己的晚餐呢？A.去饭馆好好吃一顿，辛苦一天，补偿一下自己。B.累了，不想吃正餐，回家看电视，顺便吃点蛋糕、薯片、冰激凌、瓜子等零食。2016年发表的一项研究显示，上述晚餐可能降低睡眠质量，使体力和精神得不到充分的恢复。该项研究由哥伦比亚大学医学中心开展，26位体重正常、30～45岁、无睡眠障碍的受试者参与。受试者每晚在睡眠中心度过9个小时，睡眠时接受监测。研究分为两个阶段，第一阶段受试者吃规定的食物，第二阶段自由进餐。通过对采集数据的分析，研究者得出结论：缺乏膳食纤维、高饱和脂肪、高糖的晚餐明显降低受试者的睡眠质量。受试者选择这类晚餐的时候，睡眠时间并没有明显变化，然而入睡所需时间更长，慢波睡眠时间缩短（慢波睡眠时人体的各种感觉功能减退、心率减慢、全身肌肉松弛、胃肠活动增强，体力和精神得以恢复），人更容易觉醒。那么，正确的晚餐应该是怎样的？

● 必选：新鲜的蔬菜 + 适量主食（有细粮、有粗粮），烹饪时少放油、盐和糖。

● 可选：适量瘦肉、蛋、脱脂奶、鱼虾、豆制品以及水果 。“适量”到底是多少？每个人不一样，建议去减重门诊咨询或参考《中国居民膳食指南（2016）》。

有人说，“嗨！这不就是健康饮食嘛。”没错，不管是减肥食谱、糖尿病患者食谱还是其他治疗餐食谱，都遵循相同的饮食原则，细节有差别，大面儿上差不多。有人说，辛苦一天，晚餐还不能吃点好的？其实对自己好点就应该吃对了，而不是吃多了、吃歪了。健康饮食与美食并不冲突，就看你吃什么、怎么吃、吃多少。自己动手选择最新鲜的食材来做出营养均衡、热量适中的美食并不是难事儿。

12 减肥期间怎么正确地使用油呢？

在日常生活中怎么吃油才是健康的？怎样选择食用油呢？一般来说，花生油、大豆油、橄榄油和鱼油是居家必备的四种油。鱼油很少用来炒菜，可用亚麻籽油替代。这些油用途不同，可用于煎、炒、烹、炸、凉拌。很多家庭为求方便会选择多种油混合的调和油，但市售的调和油并没有按照科学的脂肪酸的配比去调配，为了降低生产成本厂家通常是按照油的价格调配，其中大豆油的比例是偏高的，所以不提倡使用调和油，而建议购买不经调和的各类油调换使用。不同的油脂能够带来不同的味道、补充不同的营养素，也可以让食物的口感更加丰富。

减肥期间可以摄入适量的优质油脂，这并不影响减脂效果。《中国居民膳食指南（2016）》推荐成年人每天食用25~30克烹调油，减肥期间应根据这个标准适当减少食用量，每天可食用15~20克烹调油。

13 选择饱腹感强的食物组合

为了区分各种食物维持饱腹感的效果，研究人员让受试者食用各种含相同热量的配餐，然后询问受试者的饥饿感的情况。将白面包的饱腹感分值定为100，其他食物以它为标准推算分值。右图显示高纤维、高蛋白的食物一般比高脂肪、高淀粉、高糖的食物维持的饱腹时间更长。

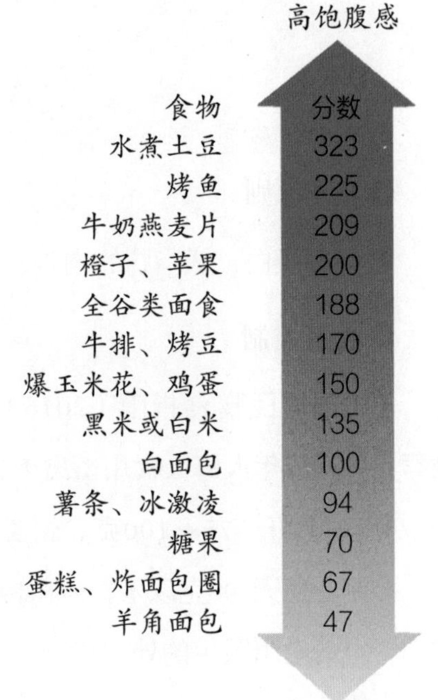

小贴士

体重维持期早餐推荐：欣善怡营养低脂全谷物即食麦片（Sanitarium)

不吃早餐是减肥的一大误区，在这里向大家推荐一种低脂、低热量又营养丰富的早餐食品——欣善怡营养低脂全谷物即食麦片。这种麦片的特点是：富含膳食纤维，可有效缓解便秘；低脂、低热量，饱腹感强；含维生素B_1、维生素B_2、维生素B_3、叶酸、铁、锌、钾、镁等多种营养素。它是早餐的理想食品，也可作为零食。饿的时候吃两片，饱腹感很强。有需要的朋友可以在网上购买。

14 减肥期间怎样选择肉类食材？

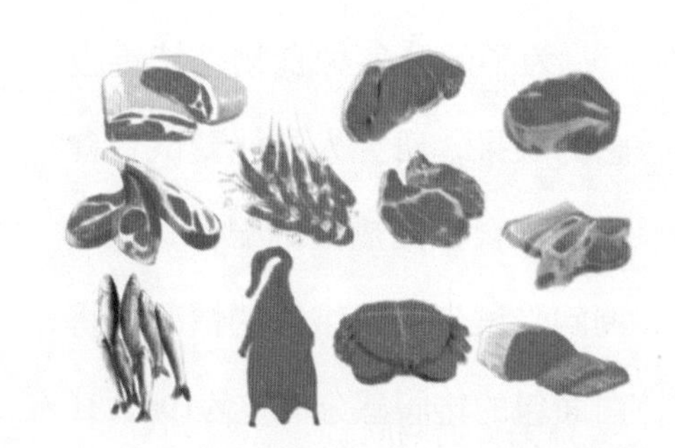

基本原则

选择高蛋白、低脂肪的肉类。

数量控制

《中国居民膳食指南（2016）》推荐：普通成年人每天食用畜禽肉类50~75克、鱼虾类75～100克、蛋类25~50克。其中红肉（猪、牛、羊等畜肉）控制在每天100克以下，体积相当于一副扑克牌的大小。有饮食处方的减肥者，请遵照医生的处方。

注意事项

- 不吃肥肉，看见肥肉就剔出去。肥肉就是脂肪，其与瘦肉在营养上差别非常大。
- 不吃外卖的肉馅包子、肉馅饼、肉末盖饭、肉酱拌面、香肠。
- 不吃鸡皮、鸭皮、猪皮等各种动物皮，不吃猪蹄、凤爪、鸡翅这类除了皮没多少肉的食物。
- 排骨的脂肪含量比较高，减肥期间少吃。
- 猪、牛、羊肉要选择纯瘦肉。减肥期间可以多吃牛、羊肉，少吃些猪肉。建议不要完全不吃红肉，因为可能导致贫血。
- 白肉（禽肉和鱼虾等）脂肪含量低，减肥期间可以多食用几次。

15 减肥期间能喝牛奶吗？喝多少？

减肥期间，摄入优质的营养素能使减肥效率提高。牛奶中的优质蛋白质、钙、维生素D以及脂肪酸，都是必需的减肥加速剂。要想减肥成功，方方面面的营养素一个都不能少。过度的节食、素食、单一饮食，都只会让你的身体代谢能力变差、代谢速度变慢、营养不良，越减越肥。

▶ 减肥期间要不要喝奶？

要喝奶，但牛奶虽好，不可贪杯。

▶ 减肥期间应该喝多少牛奶？

推荐减肥期间每天喝牛奶300毫升，也就是约1杯。有乳糖不耐症的减肥者可以喝豆浆。

▶ 脱脂、低脂、全脂牛奶或奶粉，如何选择？

减肥期间应选择低脂牛奶或奶粉，减重维持期如果饮食清淡可选全脂牛奶或奶粉。牛奶的饮用量要控制好。另外，减肥期间应选择纯牛奶或奶粉，牛奶或奶粉中不要加糖，不要喝早餐奶、优酸乳等。有些酸奶在发酵过程中会添加蔗糖，减肥期间也尽量不要喝。减肥者可自制无糖酸奶或购买市售无糖酸奶。

16 没有最坏的食物，只有最坏的吃法

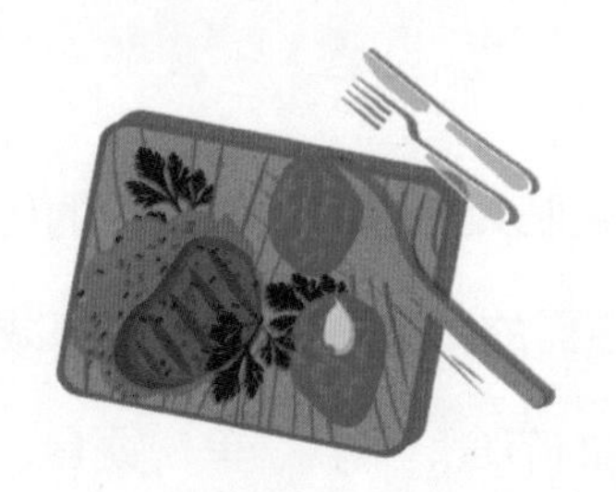

有一个老太太听讲座相信了吃素能够防癌，她怕自己长肿瘤，于是就再也不吃任何肉类了，再到后来连蛋、奶也不吃了，她几乎与所有的动物性食品绝缘了。一段时间以后，她不但出现了贫血，还出现了共济失调。共济失调的症状就是走路走不稳、手足震颤。老太太被家人送到协和医院来看病，先查神经科，确定没有脑卒中；再来我们营养科一查，她体内维生素B_{12}的含量极底，测不出来，她患上了恶性贫血。我们马上对她进行紧急治疗，给她注射维生素B_{12}，让她口服维生素药物。很快，老太太就康复出院了。再问她还吃不吃肉，她立刻回答："吃，吃肉、吃鸡蛋，一定吃。"

在不少中老年朋友的微信朋友圈都能看到大量以"科学研究表明"开头的伪科学文章。很多专家开始呼吁临床营养专家站出来宣传科学的营养知识，告诉老百姓哪些食物是对人体有益的、哪些营养素是人体不可或缺的、什么样的饮食方式对健康有利，不让老百姓再受蒙蔽。其实，没有一种食物是绝对坏的或绝对好的。一个好的食物若吃法不对，也会给身体带来损害，比如油炸。营养科的医生很少去肯定地告诉你哪个食物一定好或哪个食物一定不好，而是告诉你不同的人群分别适合吃什么食物、怎么吃，这就是营养咨询和营养治疗的作用。

17 吃哪些食物可以帮助瘦身?

第一大类：富含钾的食物

钾是一个重要的必需矿物质。人体的钾主要来自食物，成年人每日应摄入钾2000毫克。钾主要有四大生理功能。

第一，参与糖和蛋白质代谢。

第二，维持细胞正常的渗透压和酸碱平衡。

第三，维持神经肌肉的兴奋性。

第四，维持心肌的正常功能。

富含钾的食物见表8、表9。

表8 钾含量最高的十种蔬菜

排名	食物名称	钾（毫克/100克）
1	蛇豆（大豆角）	763
2	榛蘑（水发）	732
3	蘑菇	707
4	百合	510
5	鱼腥草	494
6	毛豆	478
7	竹笋	389
8	红心萝卜	385
9	红苋菜	340
10	豌豆	332

注：所有蔬菜均为新鲜蔬菜，不是干品。

表9 钾含量最高的十种水果

单项排名	食物名称	钾（毫克/100克）
1	牛油果（鳄梨）	599
2	椰子	475
3	枣	375
4	沙棘	359
5	芭蕉	330
6	菠萝蜜	330
7	红果（山里红、大山楂）	299
8	海棠果	263
9	榴莲	261
10	香蕉	256

注：所有水果均为新鲜水果，不是干品。

第二大类：富含膳食纤维的食物

膳食纤维是不被人体消化、吸收的一类糖类物质，它对人体具有重要生理作用，可产生显著的健康益处。成年人每日应摄入膳食纤维25克。膳食纤维主要有以下六大作用：

第一，促进肠道健康。膳食纤维可以缓解便秘、促进益生菌生长，同时对于增强肠道的屏障功能和免疫力非常重要。

第二，调节血糖和预防2型糖尿病。

第三，增强饱腹感和调节体重。

第四，预防脂质代谢紊乱。

第五，促进矿物质的吸收。

第六，预防某些癌症，如结肠癌。

富含膳食纤维的食物见表10、表11。

表10 膳食纤维含量最高的十种蔬菜

单项排名	食物名称	膳食纤维（克/100克）
1	鱼腥草（根）	11.8
2	黄花菜	7.7
3	黄秋葵	4.4
4	毛豆	4.0
5	牛肝菌	3.9
6	彩椒	3.3
7	香菇	3.3
8	豌豆	3.0
9	春笋	2.8
10	南瓜	2.7

注：所有蔬菜均为新鲜蔬菜，不是干品。

表11 膳食纤维含量最高的十种水果

单项排名	食物名称	膳食纤维（克/100克）
1	酸枣	10.6
2	库尔勒梨	6.7
3	红玉苹果	4.7
4	椰子肉	4.7
5	桑葚	4.1
6	橄榄	4.0
7	冬枣	3.8
8	人参果	3.5
9	芭蕉	3.1
10	大山楂	3.1

注：所有水果均为新鲜水果，不是干品。

第三大类：富含蛋白质的食物

蛋白质是人体必需的营养物质，在日常生活中应注重富含蛋白质食物的摄入。富含蛋白质的食物如下。

第一，牛奶、畜肉、禽肉、蛋类、鱼、虾等动物蛋白质食物；

第二，黄豆、大青豆、黑豆等豆类以及芝麻、瓜子、核桃、杏仁、松子等坚果类的植物蛋白质食物。

由于动物蛋白质食物所含氨基酸的种类和比例较符合人体需要，所以动物蛋白质食物比植物蛋白质食物营养价值高。

18 减肥者须控制情绪化进食

结束了一天忙碌的工作，晚上好好吃一顿来犒劳自己；心情不爽，来块巧克力提振情绪；遇到下雪，想吃啤酒和炸鸡……这些不是因为饥饿而是为了回应某些情绪所触发的进食，就是情绪化进食。研究显示，情绪化进食所吃进去的食物大多是高热量、高脂肪、高糖、高盐的食物（如冰激凌、巧克力、蛋糕、比萨饼、炸鸡等），情绪化进食常常会进食较多。由于这些高热量的食物都被列在减肥期食物黑名单中，减肥者进食以后会产生深深的内疚感，一些人甚至形成恶性循环。大吃巧克力、炸鸡还身形苗条，只会出现在虚假广告或者电视剧里。食物与我们的关系太过密切，情绪化进食可以说是人性的一部分。即使是理智、成熟、自律的人，也会有情绪化进食的时候。虽然不需要视其为洪水猛兽，但减肥者或正在发胖的朋友，正确识别并且控制情绪化进食确实是非常必要的。

情绪化进食

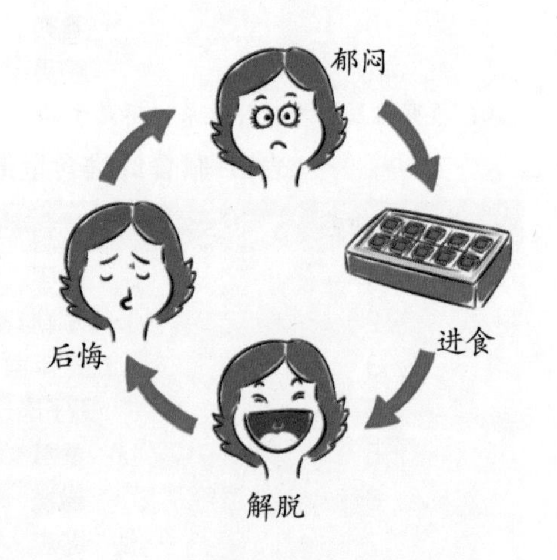

▶ 减肥者如何控制情绪化进食？

● **端正对食物的认识**。不健康的饮食带来的满足感是短暂的，善待自己就应该选择健康的食物和生活方式。比如，在办公室忙碌一天之后，高热量、高糖、高油脂、低膳食纤维（少蔬菜、少粗粮）的晚餐不仅不能提供合理的营养，还会增加身体的负担，降低睡眠质量，使人无法充分恢复体能和精神。吃适量、清淡、营养丰富的晚餐加上运动，再洗个热水澡，这样的生活方式才是爱护自己的正解。

● **记录饮食日记**。调整饮食的第一步是认真记录全天吃喝的所有食物，包括食物的品种、数量、烹调方法以及进食时的心情、饥饿程度、进食场所和进食时间，记录尽量详细、准确。没有第一手的资料，就不能进行后续的分析和改进。有些人时常抱怨“我按照处方吃啊，为什么没减重？”却拿不出饮食日记，其实他只是在宣泄情绪而已。

● **识别情绪化进食**。分析饮食日记，距离正餐不到2个小时、还没到肚子咕咕叫的时候就开吃，可以初步判定为情绪化进食。

● **分散对食物的注意力**。不是真的饿，可是又想吃东西怎么办？先喝杯水，出门转转、做运动，跟同事、家人聊几句，打个岔儿，馋劲儿就过去了。

● **扔掉所有不健康的零食**。不让眼前出现糖果、蛋糕、辣条等零食，远离诱惑比拒绝诱惑更容易做到！实在想吃东西的时候，吃点黄瓜、西红柿、苹果。

● **减压、调整情绪**。情绪化进食的触发点大多是不良情绪。情绪化进食者需要积极采取措施减压。健康饮食、运动、冥想、良好的人际交往，特别是与其他减肥者的互动和交流都是很好的减压方法。

● **不要责备自己，在挫折中前进**。情绪化进食者常常有深深的内疚感，心里不堪承受内疚感时会放弃减肥。情绪化进食和减肥失败其实是普遍情况，不要因为自己是普通人而责备自己。放弃阻碍减肥的负面标签，关注每一个改善自我的行动，一天天地坚持健康行动，健康成果就会随之而来。

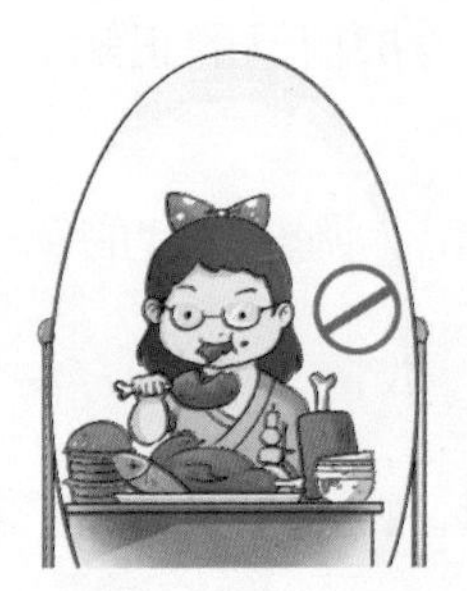

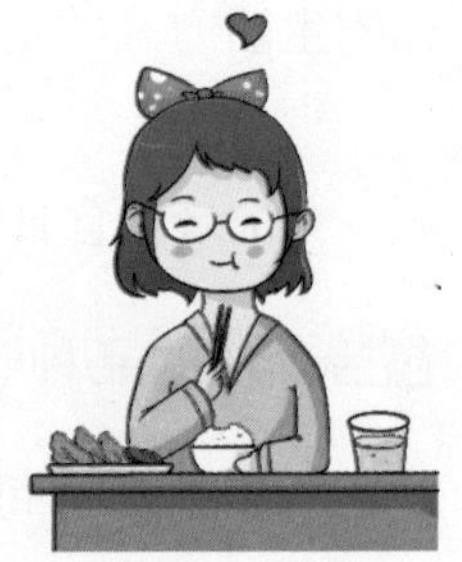

● **寻求专业人士的支持**。对肥胖患者的行为干预是一门学问，也是整个减重方案的重要部分。减肥者如果自己不能控制情绪化进食，可以寻求专科医生、健康辅导专员的帮助，如果有必要，可以接受专门的心理评估。

19 吃药减肥?手术减肥?离开它都是白减

医学营养减重是一个基础的减重方式，即使你吃减肥药、做减肥手术，也需要通过科学的、营养均衡的饮食达到减重的目标。

很多人赌气说，我要减肥但怎么样也减不下来，我一口也不吃了。其实，绝对不吃是不能够长期坚持的。还有些人认为过午不食可以减肥，于是从中午以后就再也不吃东西了，结果过了1个月一看体重又长了5千克，为什么？因为每个细胞都饿扁了。老祖宗给咱们传下来的饮食习惯是一天吃 3 顿，如果过午不食，第二天早上起来一旦开始吃东西，所有的东西立刻都被吸收了。而且，人在饥饿状态下会饥不择食，吃东西的时候感觉不到自己在吃，一直不停地大口吞咽，吃得特别快，脑子还没反应过来，已经吃超额了，体重反倒增长了。所以医生不建议减少进食餐次。

药物减肥和手术减肥也是通过医学手段让你少吃，如果吃了药或做了手术还不能控制饮食的摄入，药物和手术都是没有用的。有的患者听说有减肥药就去吃，还打减肥针，早上1针，晚上1针，认为打完针后看见饭就不“亲”了，结果看见饭依然很“亲”。减肥还是应把饮食调整作为一个基础方法，治疗肥胖就像治疗糖尿病的“五驾马车”理论一样，需要有一个驾辕之马，而这匹马就是医学营养减重。

20 减肥第一个月，建议有人监督

“管住嘴、迈开腿”，坚持3~4天容易，坚持1个月很难，把它当成一年甚至几年的习惯更是难上加难。特别是在开始阶段，除了生理反应要克服，心理的抗拒也是一个要克服的难关。减肥需要专业的管理，由医学专业人员给出饮食、运动方案并负责监督、管理患者每周的饮食、运动情况，及时给出合理建议，必要时进行心理干预，全方位地完成科学的减肥管理。在国外，标准的体重管理时间是 12 周，但这么长的时间对我国患者来说实施难度很大，建议我国的肥胖患者在减肥的第一个月应接受科学、专业的减肥管理。

21 减肥不顺利，要排查哪些原因？

如果减肥不顺利，没有完成预定任务，可以逐项排查以下原因。

● 有没有吃外卖？外卖食物的热量很难控制，而且这些食物因含有添加剂而很难被人体代谢。

● 吃进去的所有食物有没有称重并记录？除主要食物外，烹调食物时所用的油脂、调料也要称重并记录。

● 有没有吃饺子、馅饼、包子等热量难以估算的食物？减肥期间应吃单一主食以便于估算每天摄入的热量。

● 有没有吃减肥期间不该吃的高热量食物？

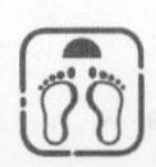

●执行高蛋白饮食减重的朋友，蛋白粉有没有按时按量地吃？请检查蛋白粉的成分和浓度。

●运动量有没有达标？如果运动次数和时间已达标，请尝试穿插新的运动方式或进行组合训练。人开始运动后运动能力会逐步提高，虽然跑步、游泳的距离和之前一样，但消耗的热量会逐渐降低，这时需要给身体新的刺激。

●饮水是否足够？

●睡眠时间和睡眠质量如何，熬夜了吗？

●最近是否便秘？

22 深呼吸——减肥者对抗“馋”和“懒”的有效工具

当我们因为饥饿、疲劳、焦虑、沮丧、愤怒等各种原因心里不平静时，容易做出错误的决定，比如选择不健康的食物，放弃今天的健身计划等。情绪管理可以说是减肥者必须修炼的内功，而深呼吸（腹式呼吸）练习就是一种内功心法。深呼吸（腹式呼吸）练习可以增加氧气吸入、促进血液循环，对于降低血压、消除疲劳、放松心情有明显的益处。有的时候几次深呼吸（腹式呼吸）就能达到效果，有的时候可能需要10分钟、20分钟的专心练习。深呼吸的练习步骤如下。

●找一个舒适、安静的地方坐下或躺下，如果坐着，请保持背部挺直，双脚平放在地板上，闭上眼睛；

● 将一只手放在腹部、将另一只手放在胸前，保持稳定的呼吸频率；

● 现在通过鼻子慢慢地吸一口气，注意让你的腹部在手下鼓起；

● 屏住呼吸，暂停一两秒钟；

● 慢慢地从嘴里呼气，留意在腹部随呼吸下沉的手；

● 这样做几次，直到掌握呼吸节奏；

● 现在为呼吸添加想象，吸气时体会空气在整个身体中流转，带来放松和平静。呼气时想象呼气带走压力和紧张；

● 尝试深呼吸10分钟或直到感到放松和压力减轻，然后可以逐渐将时间增加到15~20分钟。

深呼吸是一种非常有益的训练，但是健康收益不会轻易获得，须反复地练习。你可以用深呼吸开启新的一天，也可以睡前练习深呼吸以迎接良好的睡眠。

减肥期间如何防止便秘？

开始减肥以后，有些人会出现便秘，这很正常。肥胖和便秘是一对兄弟，肥胖的人容易发生便秘，便秘的人中肥胖的人的比例也比较高。

如何判断是否便秘？

便秘是一种症状而不是一种疾病。如果出现下面的情况可能就是便秘了。

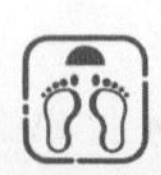

- 排便间隔变长、次数减少，1周少于3次。
- 大便干硬。
- 排便时费劲，有排不尽感。

▶ 正常的排便

排便频率在每天 3 次至 3 天1次之间，便便不软不硬，如香蕉形，排便畅快，排便后感觉舒爽。

▶ 常见的误区

- 1天没排便就认为是便秘。错！只要排得畅快、大便不干硬，2天1便、3天1便都是正常的。
- 一便秘就紧张到不行。错！偶尔便秘对健康没有明显影响。一些宣传会有意无意地制造人们对便秘的焦虑，而焦虑本身就是引起便秘的重要原因。大家应避开这个误区。

如果便秘持续几个月，建议去医院就诊。持续便秘对身体和心理确实有相当不利的影响，便秘也是很多疾病的症状，须让医生鉴别，以免延误病情。

▶ 便秘的原因

排便是非常复杂的生理机制，引起便秘的原因也很多，常见的原因有：

- 饮食过于精细、总量太少、缺乏油脂，饮水不足；
- 缺乏运动，长时间静坐；
- 焦虑、抑郁、精神紧张；
- 睡眠不足；
- 有憋大便等不良习惯；
- 患糖尿病、甲状腺功能减低等；
- 患痔疮、肛裂、盆腔感染、结肠肿瘤等；

- 服用铁剂、抗抑郁药、抗帕金森病药、利尿剂等；
- 滥用泻药或灌肠；
- 随年龄增加肠道衰老；
- 营养不良；
- 肠道菌群失调。

减肥期间预防便秘的要点

- 减肥期间也不要吃得太少，适当多吃低热量、大体积的食物，如各种蔬菜。便便的体积是触发便意的硬指标，吃得太少当然便便也少。减肥期间一般要求一天吃0.5千克蔬菜，如果有便秘的苗头，也可以一天吃1千克蔬菜。

- 不能吃得太精细，经常吃粗粮、绿叶蔬菜、蘑菇、木耳等膳食纤维丰富的食物。减肥期间所吃的粗粮应该占主食的一半，红薯和燕麦可促进排便，可多吃些，但主食总量需要加以控制。

- 足量饮水。减肥期间运动量增加，水的需求也增加。另外，适当增加饮水也可以促进减肥。减肥者最好每天饮水2升左右。天热、户外活动增加、运动加强、使用膳食纤维制剂的情况下都应该增加饮水量。

- 适当地增加油脂。油脂尤其是植物油具有润肠通便的作用，但油脂又是减肥期间需要控制的对象。减肥者一天的烹调油食用量一般是20克以下，但如果有便秘迹象，可以适当增加烹调油的食用量。

- 保证B族维生素的摄入。B族维生素具有促进胃肠道蠕动、消化液分泌的作用。含B族维生素丰富的食物有豆类、粗粮、坚果、瘦肉等，节食可能引起B族维生素摄入不足，建议减肥期间补充B族维生素等多种维生素和矿物质。

- 酌情使用膳食纤维制剂。膳食纤维是一种必需营养素，即使是不限制饮食的人，膳食纤维的摄入往往也是不足的。膳食纤维具有增加大便体积、锁住排泄物水分的作用，而且可以吸附肠道有害物质，起到排毒的作用。

● 补充酸奶以及益生菌、益生元制剂。人体肠道内寄生10万亿个细菌，其中有益健康的就是益生菌。益生元是一类可以滋养肠道益生菌的物质。肠道菌群的平衡有利于减肥和正常排便。减肥者为缓解便秘可喝无糖酸奶，也可以使用益生菌、益生元制剂调理肠道。

● 适当运动。运动可促进胃肠道蠕动。

● 缓解压力，调节心情，保证充足的睡眠。功能性便秘是典型的心身疾病，情绪因素的影响非常突出。

● 腹部按摩。平躺在床上，围绕肚脐顺时针按摩腹部。按摩可在睡前进行。

● 有便意应及时上厕所，不要憋大便。

● 培养定时排便的习惯。如果能养成定时排便的习惯，到时间就会有便意。而且，排便规律的人可以及时发现便秘的苗头并采取措施纠正。排便时间可以在早起后或三餐后，以适合自己的生活习惯为宜，不要顾虑哪个时间排便最好。

有的患者便秘时会去药店买药自行解决问题，药店里润肠通便的产品琳琅满目，偶尔用一次、两次没有问题，但是一定不要自行长时间、经常性地使用泻药或灌肠，可能损害肠道功能，加重便秘。不论一种通便产品叫什么名字，是不是“纯天然”，吃了就排便，不吃不排便，那么它本质上就是泻药。预防、解决便秘，还是要从调节饮食、运动、缓解压力入手，自己可以适当使用膳食纤维、益生元、益生菌制剂，如果情况严重应去医院就诊。

24 减肥者如何避免“溜溜球效应”？

减肥的“溜溜球效应”

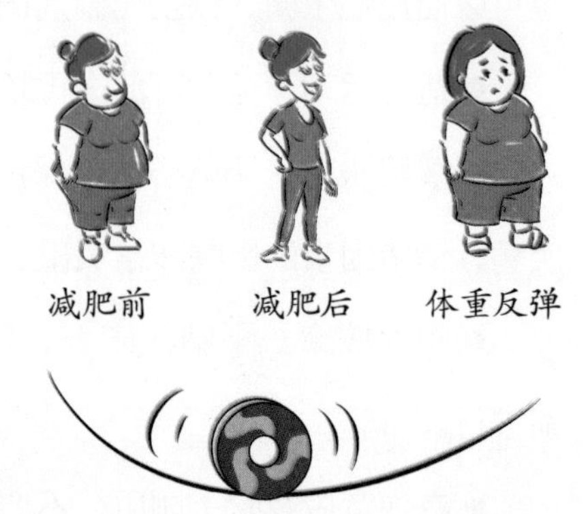

减肥—反弹—减肥—反弹……，体重上下波动仿佛溜溜球的轨迹，这种现象被美国减肥专家凯利·布劳内尔命名为减肥的“溜溜球效应”，类似的说法还有“溜溜球节食”“溜溜球陷阱”“体重循环”等。“溜溜球效应”是一种现象，具体的表现多变。减肥者体重波动的幅度可以是2.5~5千克，也可以是十几千克甚至几十千克。持续时间有长有短，有的人折腾几年以后退出，有的人从十几岁到六十多岁一直在跟体重较劲……有一点是共通的，那就是有“溜溜球效应”的减肥者无法长时间将体重稳定在目标范围，每一次减肥尝试只能获得短暂的成功。

“溜溜球效应”的危害

减肥的“溜溜球效应”对健康有很不利的影响，给减肥者的生活和心理带来很大的困扰。持续数年、数十年“跟肥胖死磕到底”是一个沉重的选择。 减肥一般同时减少脂肪和瘦体重，反弹时脂肪增加更加迅速。减肥到反弹折腾一轮，与起步时相比，即使体重相同，减肥者也会变得更胖（体脂率更高）、体质更虚（瘦体重更低）。研究显示，体重忽上忽下、不停波动的人，患心血管疾病的风险比体重稳定的胖人要高。尽管目前还没有经历“溜溜球效应”减肥的人比体重稳定的肥胖者死亡率更高的证据，但是证据没出现不等于肯定没关系。所以，平常放开吃喝、定期去减肥营快速减体重的做法是不可取的。

▶ 怎样避免“溜溜球效应”？

● 在没有认真反思上一轮减肥失败的原因之前，不要轻易开始新一轮的尝试。走老路，到不了新地方。减肥者需要结合反弹情况评估上次减肥失败的原因，不要轻易将反弹的原因归结为没毅力。沮丧、抑郁、放弃很可能是采用极端方案而不能坚持的结果，而不是本人固有的素质。

● 凡是不能长期坚持的改变就先不变，或者拆分成几步完成改变。比如，因为工作需要或个人习惯，1周在饭店吃饭超过5次的人，可以先调整为1周3~4次，等到自己学会做饭了，老板、客户也打理妥当了，再减到1周2次以下。

● 设定合理的减肥速度，求稳不求快。 每周减重0.5~1千克是专家推荐的减肥速度，如果想减得更快，最好有专业人员的指导。多次反弹的减肥者最好从减重较慢的方案起步。

● 优化自己的环境，让健康的生活方式成为家人、同事的共同选择。通过网络或其他方式结交减肥好友。 如果周围都是“快乐的胖子”，自己很难坚持住不被同化。如果周围一片积极向上的减肥气氛，让别人带动自己健身、健康饮食肯定更省心、省力。

● 把体重维持设定为整体减肥方案的一部分，追求长期的减肥结果，选择反弹概率小的减肥方案。

最重要的放在最后：减肥者应把建立健康生活方式放在首要位置，不要仅仅关注体重的数字。在抱怨“尝试了所有的减肥方法，还是一个胖子”之前，认真问一下自己怎样吃才是科学饮食呢？想一想自己是仅仅抱着忍耐的态度来运动还是把运动当成生活不可或缺的一部分呢？新手开车的时候常常“画龙”，方向偏了左打轮、右打轮、左打轮……盯着眼前倒腾，其实眼睛看着前进的方向，就能逐渐调正车头。破除减肥“溜溜球效应”也需要如此，心里要有前进的目标——健康的生活方式，然后逐步向目标靠近。

减肥饮食记录

日期 __________ 体重 __________

早餐

午餐

晚餐

加餐

注：饮食的种类和数量均要仔细记录，包括食用的调料（酱、糖）、饮料、零食等。

第五章

适量而有规律地运动

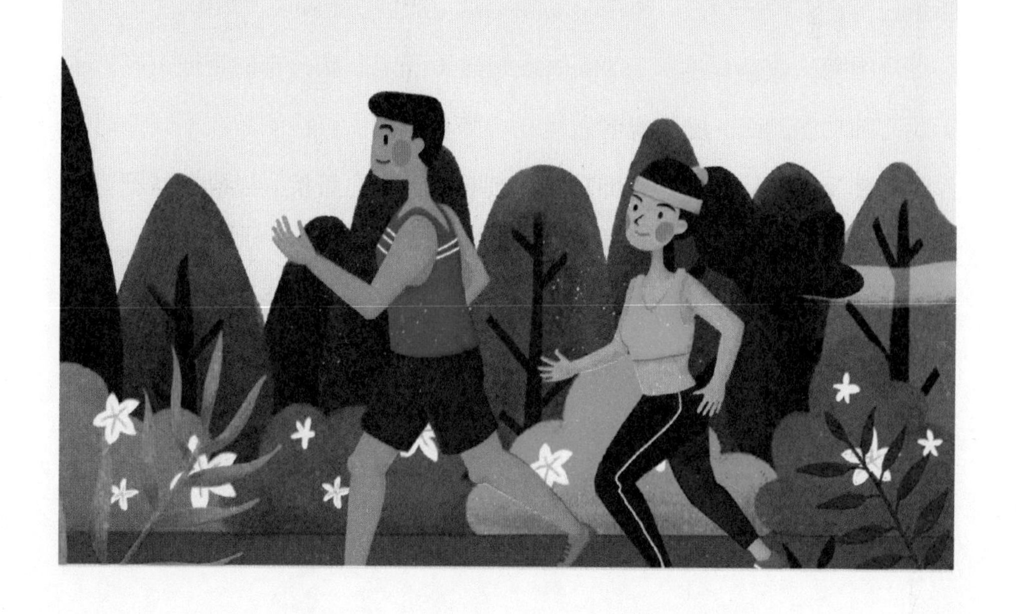

01 减肥过程中如何配合运动？

运动是影响人体热量消耗的主要因素，它在减肥和体重管理的过程中发挥重要的作用。对于肥胖的治疗，主要是通过控制饮食和运动使热量达到负平衡（热量消耗大于热量摄入）来完成的。

肥胖与某些器质性疾病的发生与发展密切相关。肥胖患者很有可能并发糖尿病、冠心病、高血压、脂代谢异常等相关疾病。所以，肥胖患者在参加运动前须进行身体检查以确保安全，检查内容包括：①体质健康测试。如心率、血压、安静心电图（如果年龄超过40岁应在做运动激发试验后再做心电图以判断心功能是否适合运动）、肺活量、柔韧度等；② 常规血液指标的测定。血常规、空腹血糖、血胰岛素、三酰甘油、胆固醇、低密度脂蛋白等；③特殊检查。超声心动图（确定肥胖引起的心脏结构变化以及心脏周围脂肪填塞程度）、双能X线扫描（确定脂肪分布的特征）等；④运动心肺功能测试。肥胖患者做运动心肺功能测试可检测其在不同负荷条件的生理反应，从而评价心肺功能、判断有无心血管疾病以确定减肥运动是否安全，也可为运动处方的制定提供依据。

运动处方是指导人们有目的、有计划、科学地进行运动训练的个性化方案。运动处方包括运动频率（frequency）、运动强度（intensity）、运动时间（time）、运动类型（type）4个要素，即FITT标准。

●运动频率是指每周运动的次数

超重/肥胖人群应每周运动5~7次，运动不可间隔时间太长，因为运动有累积效应，超过72小时不运动，之前运动产生的健康效益就会大打折扣。

运动强度是运动处方的核心

大多数超重/肥胖人群应保持中等至较大强度的运动,中等强度运动是通过脂肪来供给热量的，此时消耗的脂肪量是最大的。高强度运动时肌糖原供应热量的比例更大，脂肪消耗不如中等强度的运动。以下方法可以推断适合的运动强度。

- 以年龄推算运动心率。用220减去年龄就是预测心率，这个心率的60%~70%就是适合的运动强度所对应的心率，建议运动时不要超过此心率。
- 通过观察心跳和呼吸来判断。以运动时呼吸和心跳稍有加快、呼吸不急促、微微出汗、稍微感觉到累、第二天起床不感到疲劳为宜。
- 以是否有饥饿感来判断。以运动后1小时没有饥饿感、吃饭也不会狼吞虎咽为宜。如果运动后会饿、吃得更多，说明运动量过大，需要减量。
- 以老年人运动时能否自如说话来判断。如果60多岁的老年人运动时还能唱歌，说明运动强度太小了；如果运动时话都懒得说，说明强度太大了。
- 以抗阻运动的重复次数来判断。建议选择中等强度的抗阻运动，以能重复8~12次为宜。比如抬举哑铃，如果重复做10次很累，这个强度刚刚好；如果轻松做到20个不累，说明这个强度太小；如果做5个就不行了，说明强度太大了。

运动时间是指每日/周累计运动的时间或一次运动持续的时间

运动时间与运动频率、运动强度共同决定运动量的大小。不同年龄、性别、身体状况的人所适合的运动量有所不同。对普通的18~55岁的成年减肥者，建议每天运动30~40分钟，每周运动约5天，每周运动共150~180分钟，如果身体条件允许可逐渐增加每天的运动时间，但每天运动不应超过60分钟。持续运动30分钟以上就能够消耗一定的脂肪。原则上一次持续运动时间不应超过1小时。40岁以上的人一次持续运动超过30分钟则对关节不好，可以分2~3个时间段来运动，也能达到同样的效果。

运动类型可分为有氧运动、抗阻运动和柔韧性运动

有氧运动和抗阻运动对代谢、身体成分的构成和体能的改善有互补效益，有氧运动结合抗阻运动比单一运动能产生更好的减肥效果。肌肉量少或肌肉弱的患者应增加抗阻运动。柔韧性运动其实就是各个关节的屈伸运动。柔韧性运动对治疗肥胖和心血管疾病没有直接的效益，但是如果没有进行柔韧性运动，那么有氧运动和抗阻运动的效果就会大打折扣。

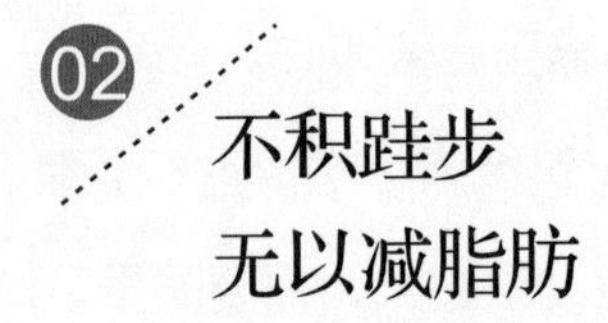

02 不积跬步 无以减脂肪

一说到运动减肥，很多人脑中想到的就是“炼狱式生存”“凤凰涅槃”之类的词，但事实却并非如此。凤凰卫视《甩肉记》播出了一位电视编导的减肥历程。节目中资深健身教练为这位编导制定了一套以有氧运动为主的减肥运动方案，主要的训练就是上坡走路。在短短数月中，仅仅靠简单的走路运动，这位编导就达到了减脂增肌的目标。不积跬步无以减脂肪，脂肪是一口一口地吃出来的，也要一步一步地减下来。对于体重70千克左右的人来说，快走60～80千米，就可减掉0.5千克的肥肉。这80千米对于很多朋友来说可能是一个无比遥远的目标，但如果我们每天走1万步，1天就可走7千米，1个月就能减掉1～2千克。只要我们拿出毅力来持之以恒地走路，那么把肥肉甩掉也会像长肉一样简单！

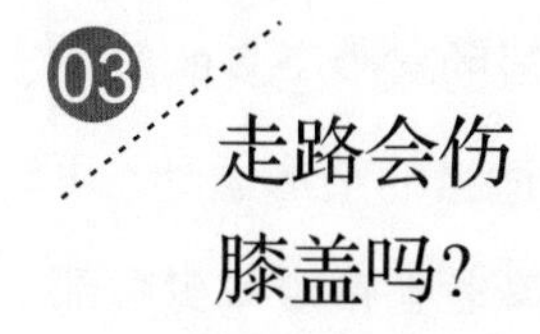

03 走路会伤膝盖吗?

关于走路运动，人们有很多的看法，比如有些人担心走路会伤膝盖，还有些人会觉得每天走得越多越好。专家指出，人体膝关节上下有两部分肌肉，膝关节之上的肌肉是大腿的股四头肌，膝关节之下的肌肉是小腿的腓肠肌。人在爬山的时候，主要是大腿的肌肉在发力，在下台阶时，前脚掌先着地，小腿后侧的腓肠肌在紧紧地收缩。锻炼可以增强大腿和小腿的肌肉，从而保护膝关节，所以走路是相对安全的运动，但这不表示我们每天走路越多越好，减肥者应咨询专业人士或医生来确定自己的运动量，每个人应该知道自己的运动极限在哪里，不要过度运动，过度运动会对健康不利。

04 局部减肥有可能吗?

有些人觉得自己的体重已经挺合适了，就是有那么一点小小的瑕疵——脸稍微大了一点、腿稍微粗了一点、肚子稍微凸了一点……希望能够瘦脸、瘦腿或瘦肚子。那么，局部减肥真的可行吗?

一般来说，如果单纯靠减少食物的摄入来减轻体重，脂肪会均匀地减少。脂肪是全身流动的，不可能只减少腹部的脂肪，而不影响胸部的脂肪。局部减肥是一种错误的认识，局部的运动不可能减去特定部位的脂肪。因为脂肪的消耗是全身性的，特定部位的身体运动只能帮助减少全身的脂肪、缩小脂肪细胞、增大增强特定部位的肌肉。只有进行适当的塑形运动，再配合饮食治疗，才能达到局部塑形的效果。比如，如果减肥者希望减少腹部脂肪或大腿脂肪应该在饮食治疗和全身运动的基础上再进行塑形。

05 没时间运动怎么办?

没时间运动是很多人不运动的理由，其实，真正的原因是很多人没有意识到运动对于健康和瘦身的重要性。真的日理万机吗？抽不出任何一点时间来运动？答案一定是否定的。请参考以下方法行动起来，告别不运动的生活方式吧！

找到运动的乐趣

任何一件事情想要长久地坚持下去，都需要在其中找到乐趣。跳舞、健身操都是不错的选择。即便是跑步，也不一定限制在健身房，如果你家小区附近的风景不错，你可以在小区一边跑步一边看风景，或带着心爱的宠物狗跑步，这都会让你找到运动的乐趣。

把运动计划写得更详细一点

很多人为了保持运动习惯，将运动这件事写进了日常生活计划表。健身教练建议把计划写得详细一些，比如在计划表上写“周六下午3点半健身半小时”而不是“周末至少健身1次”。教练还建议把运动项目、同行人员也写上去，越详细的计划越会让你觉得这是一件必须完成的事情而非可做可不做的事情。

▶不计“后果”，先行动起来

很多尝试过运动但是最终没有坚持下来的人都会有一个想法：“上一次我坚持了一阵，最后放弃了，我总是无法将一个计划坚持到底，那么我再去运动也不会有效果了”。这样的想法很容易成为阻止人们继续运动的理由，事实上走5分钟路会比在沙发上坐5分钟强，去做10分钟的锻炼也比完全不运动好。或许这些轻微、少量的运动并不会让你变得苗条，但每天适量地运动是维持健康的基本要素。所以，不要再坐着思考运动到底有没有效果了，站起来去运动一下吧，任何微小的收获都比完全没有好。

▶关掉电视，动起来

客观地观察和记录一下自己每天是怎样度过24小时的，你会发现其实你可以抽出好几段时间出去运动一下。比如说，每天下班后不要马上打开电视，而是先出去运动一会儿，你会发现在完成20分钟的运动之后精神更加愉悦了，再回到电视机前依然可以享受电视节目的乐趣。

▶用好碎片时间

并不是每一次运动都需半小时以上的整段时间，每一次连续10分钟的运动都可以让你有所收获。日常生活中有很多个10分钟可以抽出来，利用好这些闲散时间来运动，你会发生极大的改变。比如说，你可以在早餐、午餐和晚餐40分钟后各进行10分钟的快步走。这不仅会让你神清气爽，还有助于消化。请找出这些10分钟的闲散时间来运动吧。

▶进行途中运动

运动不一定要去健身房，人们几乎每天都有机会从一个地方到另一个地方办事，去做这些事的时候应尽可能自己步行，只要步行超过10分钟并能感觉到心率加快，这就已经是很好的运动了！

上班族应将运动融入日常生活

午餐出去吃，餐后一起散散步，不仅可以消耗掉一些热量，还可以有效地降低餐后血糖，对健康也是有很大好处的。每天上下班的路途中都是可以运动的。出门后先不着急坐车，先步行一两站路，这样全身都得到锻炼和放松，精神也不错。上车后尽量不要坐，找个不错的位置昂首挺胸地站好，吸气时收腹、呼气时鼓腹，同时可做提臀运动，一直做到自己感到累为止，经常这样练习就能保持苗条的身材。

适当寻求帮助

有些人的生活被安排得满满当当，工作、家务活、带孩子、社会团体活动等林林总总的事务占据了整个生活。这群人被别人视作独当一面的楷模，但往往也活得非常累，因为他们习惯了自己处理一切事务，没有自己的时间，连放下家务去运动一下都显得奢侈。那么就去寻求帮助吧，也许可以在去健身的1小时里让家人或朋友帮忙照看一下孩子，也许可以请人来打扫房间，让你有更多的时间来自由支配。

节制饮食

减肥者在坚持运动的同时应严格按照减肥人群热量摄入标准安排饮食，早、中、晚三餐的热量摄入的比例为3:4:3。饮食要做到低脂、低热量、高蛋白，具体来说就是少吃油炸食品、加工食品，多吃些新鲜蔬菜，每天吃半斤水果，适当摄入富含优质蛋白质的食物(如鱼、瘦肉、豆制品、奶制品)，同时戒除不良饮食习惯(如吃垃圾零食、睡前进食)等。

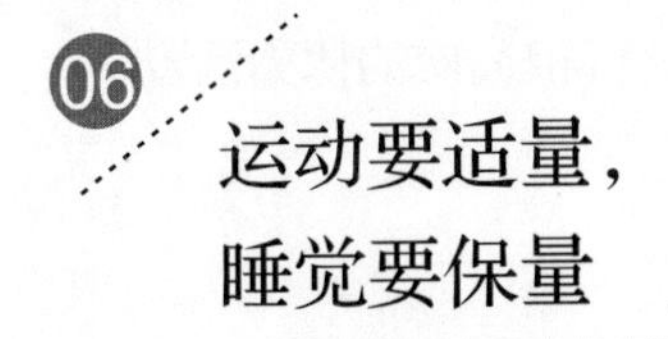

运动要适量，睡觉要保量

运动要适量

有规律地、适量地运动不仅能够促进新陈代谢、调节热量平衡，还能增强机体的免疫力、预防和控制某些慢性病。养成有规律的运动习惯很重要，一方面平时缺乏体力活动的人只有经过一定时间的适量地、规律地运动才能积累和获得相应的健康促进效应；另一方面平时进行运动的人如果停止运动，相应的健康促进效应会逐渐消失。

● 普通健康成年人应怎样运动?

运动类型：以有氧运动和耐力运动为主，如走路、骑车、慢跑、做操、游泳、跳舞、爬山、打乒乓球、打羽毛球等。

运动强度：以中等强度为宜，如快走时速度为6~6.5千米/小时、运动后感觉稍微有一点累即为中等强度。须注意运动强度因人而异，应由专业人员根据年龄、体重、心肺功能及有无疾病等多种情况酌情确定。

运动时间：一般情况下，每天运动30~60分钟，或每周运动共150~180分钟。一天的运动时间可累计，如每次运动10分钟，每天3次，一天的运动时间可计为30分钟。

运动频率：一般情况下，每周运动5 ~7次。

● 儿童和青少年应怎样运动?

运动类型：儿童、青少年的运动应融合在家庭、学校和社区的各种活动中，包括玩耍、游戏、出行、体育课及运动锻炼等。

运动强度：儿童、青少年可进行中等至较大强度的运动。儿童、青少年的体力活动量应大于成年人。

运动时间：鼓励每天进行约60分钟与年龄及发育相适应的体力活动。

运动频率：每周运动3次以上。

睡觉要保量

肥胖是一种生活方式病，健康的生活方式大多有促进减肥、预防发胖、预防反弹的作用。中国人常说“早睡早起身体好”，良好的睡眠对健康很重要，对减肥也很重要。研究显示，睡得好能促进减肥，而睡眠不佳与肥胖则是一种恶性循环。已经有很多研究证实，夜间睡眠不足的人更易发胖。儿童睡得越少，肥胖比例越高。睡眠不足易发胖的原因有以下几点。

● 睡得少会扰乱内分泌。睡得少使胃泌素增加，胃泌素是一种能提高食欲的激素，胃泌素增加会让人吃得更多。睡得少使瘦素分泌减少，也使生长激素的分泌减少，不利于脂肪的代谢。生长激素有促进身体发育和调节代谢两大作用，可以促进脂肪燃烧。生长激素的分泌减少会使体内囤积更多的脂肪。

● 睡得少则清醒的时间多，会增加进食的机会。不少人工作一天之后就窝在沙发上看电视，时不时吃点零食，夜里睡得很迟，熬到夜里再吃点宵夜，吃得多自然会发胖。

● 睡眠不足会增加身体的疲劳感，让人没精打采而又不想动。

● 睡眠不够会让人体温下降，使身体进入“省电模式”，降低热量消耗。

不仅睡眠不足易长胖，还有研究显示睡觉开着灯(包括小夜灯)、睡太晚都容易使人长胖。

睡眠不足让节食减肥的效果大打折扣，节食减肥除了减脂肪，也会减去瘦体重（肌肉），睡眠不足的减肥者肌肉丢失得多，而肌肉是耗能的，肌肉越少，越容易反弹。肌肉不足的人精神差、体质差。减肥者短期节食饿得七荤八素，丢了很多肌肉，哪天饿得受不了了，一吃就反弹，长回来的大多是脂肪，最后越减越肥、越减越没精神。

所以，充足的睡眠对减重至关重要，普通成年人最佳的睡眠时间为每天7~8小时，最佳入睡时间是晚上10点或11点。美国某机构的一项研究表明，每天睡眠时间低于6.5小时或高于8.5小时都会导致体重增加。

美国的一个睡眠研究中心曾做过一项研究，让10个超重的成年男女执行中等强度的节食方案，然后观察他们在不同睡眠时长下的减肥情况。这些人原本每天平均睡7.7小时。第一阶段让受试者每天去睡眠中心睡8.5小时，持续2周。第二阶段让同样一批人在睡眠中心每天睡5.5小时。每个阶段开始和结束时测定受试者的身体成分。研究结果显示，由于节食的缘故，这批人在第一阶段(8.5小时睡眠)和第二阶段(5.5小时睡眠)平均减重2.9千克和3.0千克，考虑到误差，这两个数字判定为没有统计学差异，也就是说，两个阶段减去的总重量可以认为相当。但是，进一步比较所减脂肪和瘦体重（肌肉）的质量，两者则有很大差别。这批人在睡眠不足的那个阶段，减掉的瘦体重（肌肉）的质量是减掉的脂肪的质量的4倍！而同样一批人按照同样的节食食谱进食，他们在睡眠充足阶段减去的瘦体重（肌肉）和脂肪的质量接近。

睡得不够，节食减肥效果差
脂肪减得少，肌肉丢失得多

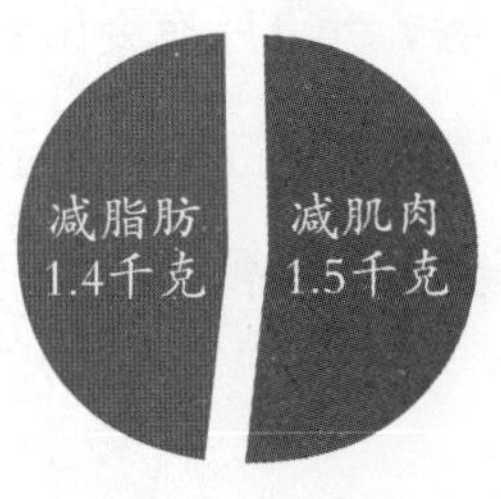

每晚睡8.5小时

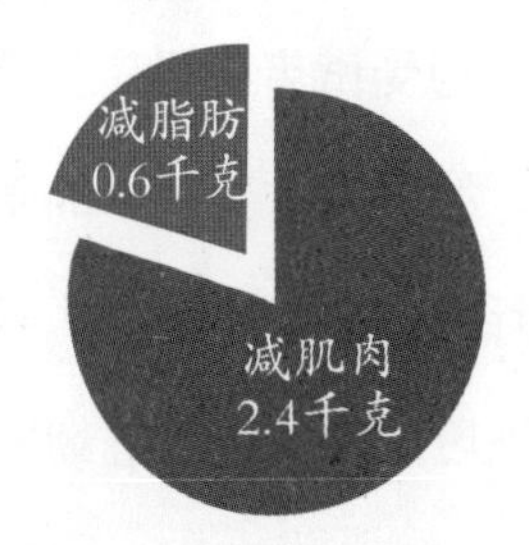

每晚睡5.5小时

为维护健康和更好地减肥，减肥者须认真地安排好睡眠。肥胖是疑难病，减肥不简单。减肥者应认真地执行医嘱，不急进、不放弃，直至取得最后胜利。

07 早晨空腹运动可以多消耗20%的脂肪

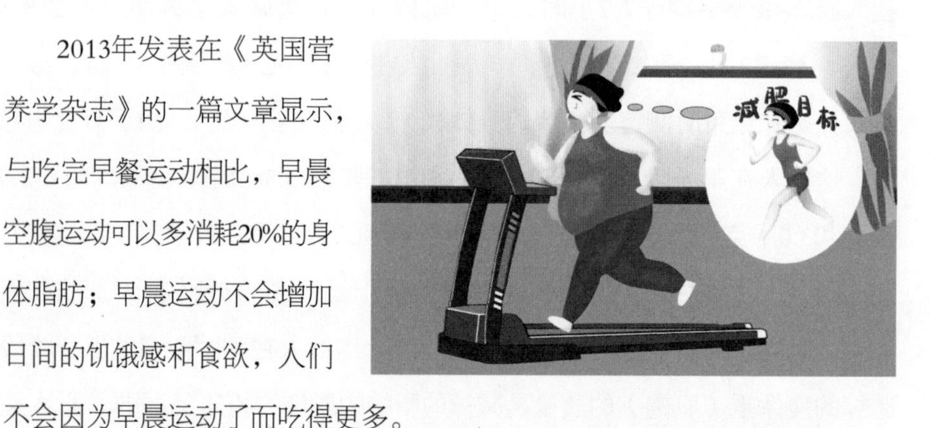

2013年发表在《英国营养学杂志》的一篇文章显示，与吃完早餐运动相比，早晨空腹运动可以多消耗20%的身体脂肪；早晨运动不会增加日间的饥饿感和食欲，人们不会因为早晨运动了而吃得更多。

12位喜欢活动的男性受试者参加了研究。研究人员将受试者分成研究组和对照组。研究组空腹，早晨10点到实验室接受运动平板测试；对照组则吃过早餐再接受测试。测试完毕，两组都给予一杯营养奶昔补充体力。稍后研究人员为受试者提供意大利面的午餐，允许所有受试者吃到自己感觉满足为止，然后测定受试者的脂肪消耗情况。研究结果显示:早晨空腹运动可以多消耗20%的身体脂肪；受试者不会因为早晨运动了而吃得更多。

有晨练习惯的人可以继续坚持

早晨锻炼时间固定，比较容易坚持。有研究显示，晨练的人的睡眠质量比晚上锻炼的人好。但是，早晨刚从睡眠中醒来，体能没有达到高峰，所以不建议早晨选择激烈的运动，减肥处方中要求的中等强度的有氧运动是晨练的最佳选择。晨练之前建议喝1杯水，以改善身体的缺水状态。

没有晨练习惯的人也没有必要改变习惯

我们的减肥运动处方并没有明确要求早晨锻炼。对你来说，安全有效、能够长期坚持的运动方案就是最好的！与勉力而为、最终放弃的运动计划相比，量力而行、能够长期坚持的运动计划要有意义得多，只要坚持下来就能获得明显的健康收益。

值得注意的是，以下人群不适合空腹运动：①低血糖人群；②有心血管疾病（如心律不齐、冠心病等）的人群；③有呼吸系统疾病（如哮喘、支气管炎、慢性阻塞性肺病、阵发性呼吸困难等）的人群；④有代谢性疾病（如糖尿病等）的人群；⑤经常感到气短、眩晕的人群；⑥中老年人和孕妇。

08 减脂的同时如何保住肌肉？

很多人为减脂而开始健身，但因为健身理念不科学，减去脂肪的同时也造成肌肉的大量流失。肌肉流失后，基础代谢率下降，训练效果下降，影响进一步地减脂。肌肉可以提高我们自身的代谢率，提高人体热量的消耗。所以，在减肥过程中我们应尽量保住肌肉。但是，不少人发现在减脂过程中，肌肉也在减少，这是因为缺乏蛋白质。在“热量入不敷出”的情况下，如果蛋白质的摄入量不够，那么肌肉就会流失。身体内脂肪和肌肉的比例没有得到改善的减肥是失败的，因为减肥者难以获得令人羡慕的低体脂的身材。而在增肌的过程中，在热量摄入较多的情况下，如果蛋白质的摄入量不够，那么在增加的体重中肌肉只占很少的一部分，而脂肪占大部分。因此，要想减脂肪、不减肌肉，要想有6块腹肌和“人鱼线”，就要摄取足够的蛋白质。

我们建议健康成年人每天的蛋白质摄入量为每千克体重1.2克。举个例子，体重为60千克的成年人建议每天摄入约72克蛋白质。食物是为人体补充足量蛋白质的主要来源。肉类是动物蛋白的主要来源之一，鱼肉、虾肉、牛肉、鸡肉、羊肉等都富含蛋白质。减肥期间的日常饮食应适量添加肉类，烹饪方式尽量以蒸煮为主，避免油炸。豆类（如黄豆、大青豆和黑豆等）富含蛋白质，其中以黄豆的营养价值最高。蛋类含蛋白质11%~14%，鸡蛋、鸭蛋、鹌鹑蛋是优质蛋白质的重要来源。牛奶里的蛋白质可以被人体全部消化、吸收，而肉类的蛋白质只能被消化、吸收1/2~2/3，结构复杂的蛋白质食物不容易被消化、吸收。除了从日常饮食中摄取蛋白质外，通过食用乳清蛋白粉也可达到补充蛋白质的效果。

第六章
避开误区 安全减肥

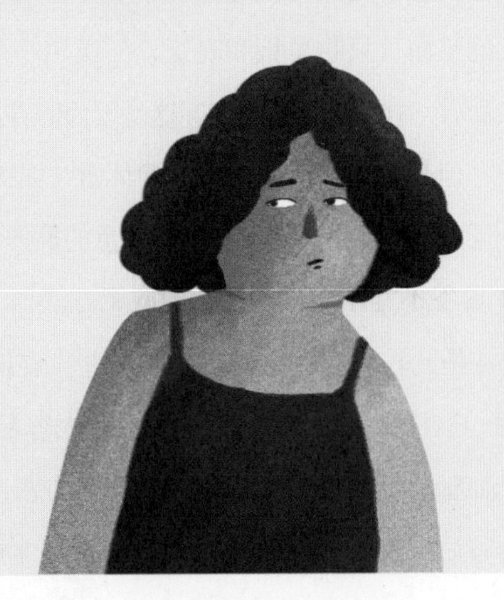

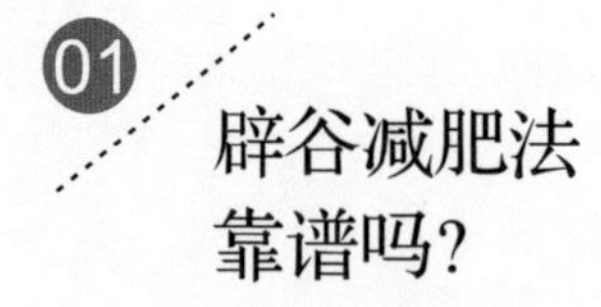

辟谷减肥法靠谱吗?

辟谷减肥法在微信朋友圈流行起来，由于许多明星的推崇，越来越多的人加入其中，那么这种风靡朋友圈的减肥方式靠谱吗？我们建议，最好别跟风，这种减肥方式可能会引发低血糖、胃病。有糖尿病等代谢疾病的患者如果辟谷可能会发生危险。

辟谷减肥缺乏科学依据

现在很多年轻人都采用辟谷的方式来达到理想的体重。辟谷目前没有统一的标准，有1周辟谷1天的，有1个月辟谷1周的，也有1年辟谷1个月的。辟谷的效用目前缺乏科学依据。

辟谷减肥会造成“越减越肥”的结果

曾经体验过辟谷的减肥者表示，“4小时不能喝水，24小时不能进食，胃都痛了，这不是减肥就是禁食！”辟谷期间，周末两天不让吃饭，周一到周五的工作日只吃早饭和晚饭，午饭用一个苹果代替，当时是瘦了，但恢复饮食后，立马又胖了回来。这是因为辟谷虽然能在短期内造成体重减轻的假象，但长此以往会使人体的瘦体重（肌肉）减少，造成基础代谢率下降，一旦恢复正常饮食，极易引起体重的反弹，造成“越减越肥”的结果。

辟谷不宜作为长期使用的减肥方法

辟谷是比较极端的减肥方式，有些人在辟谷时只喝水、不摄入任何其他食物，这样做可能造成以下危害:首先容易引发机体的不平衡、不适应以及低血糖，尤其是一些有代谢性疾病的患者，更易发生危险；其次，大脑在辟谷后报复性地促使人大量地摄入食物，会对身体产生不良的影响；

再次，辟谷使瘦体重（肌肉）明显减少，甚至使人体内的维生素、矿物质也大量流失，加重人体各个器官的损害。因此，辟谷不宜作为长期使用的减肥方式。

02 只吃肉、绝对不吃主食的减肥方法可行吗?

只吃肉、绝对不吃主食的减肥方法曾在美国风靡一时，它是由一位叫阿特金斯的医生提出的，他倡导减肥者不要勒紧裤腰带挨饿，也不要锻炼身体，放心地吃高蛋白、高脂肪的食品，不要吃碳水化合物，认为这样就能轻松地去除身上多余的脂肪。许多人问，这种减肥方法真的有效吗?有没有科学依据? 真有这么轻松的好事吗?

阿特金斯饮食的理论基础是，精加工碳水化合物可造成体内胰岛素的大量分泌，使血糖波动加大，人体易产生饥饿感并且增加脂肪合成；低碳水化合物饮食可以使脂肪在体内分解成酮体，并通过尿液排出体外，有助于减轻体重，而且体内酮体的轻度增加可抑制食欲、减轻饥饿感、减少总热量的摄入；通过最大限度地减少含反式脂肪酸的食品的摄入，可减少心脑血管疾病的发生；高蛋白质、高脂肪饮食会使人体在餐后产热增加，有助于消耗热量。

由上可知，这种减肥方法确实有一定的理论基础，短期内有一定的减肥效果，但远期收益与风险仍不确定，此方法使用不当可能会付出其他的健康代价。比如肾功能异常的病人，长期食用高蛋白质食物会使病情加重；采用吃肉减肥法的时候，由于碳水化合物摄入较少，可能会引发低血糖；摄入过多的脂肪和蛋白质，会增加肾脏、肝脏的负担，造成机体内钙的流失。

由于这种减肥方法对减肥者摄入的热量不做限制，也不强制减肥者做运动，还可以满足许多人的口腹之欲，因此一度受到热捧。不过，这种方式后来受到不少医学同行的质疑。我们建议中国的减肥者选择这种方式要慎重。

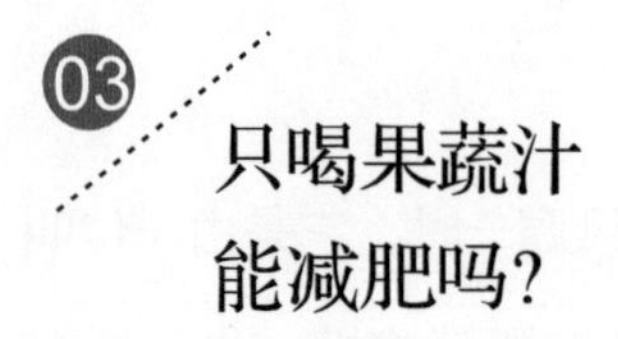

03 只喝果蔬汁能减肥吗？

人体正常运转需要碳水化合物、蛋白质、脂肪这3类物质，果蔬汁中又含多少呢？

一般来说，普通成年人每天需要150～250克碳水化合物。苹果汁中的碳水化合物含量大约是8%。番茄汁中的碳水化合物含量不会超过5%。即使你每天摄入1200毫升的苹果汁，最多也只能得到不到100克的碳水化合物。而碳水化合物是唯一一类能为大脑供能的营养素，长期缺乏碳水化合物会造成记忆力减退、大脑思维能力下降等危害。果蔬中的蛋白质含量平均不超过1%。如果每天喝1200毫升果蔬汁，也只能为人体提供12克蛋白质，这是远远不够的。一旦蛋白质长期缺乏，人体就会出现皮肤松弛干枯、头发脆弱脱落、体能低下、贫血、水肿、免疫力下降等，这绝不是追求健康和美丽的人想看到的结果。

从营养学的角度来讲，完全靠单一食物提供热量的膳食不是营养均衡的膳食，只喝果蔬汁减肥的方式是非常危险的。首先，水果所含的过多的糖分

只喝果蔬汁减肥的危害

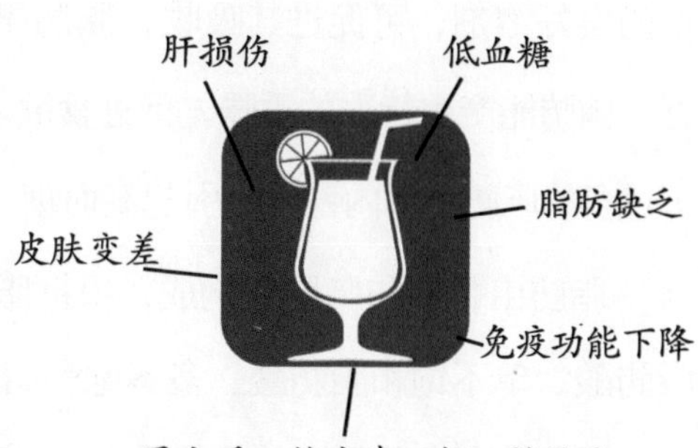

会造成肝脏功能的损伤，甚至引发低血糖反应；其次，食物单一容易造成蛋白质、脂肪的缺乏，使机体长期处于营养匮乏的状态，对健康的损害非常大；再次，长期只喝果蔬汁会造成脂溶性维生素A、D、E、K的缺乏，会严重影响皮肤健康和免疫功能；最后，长期只喝果蔬汁、不吃其他食物还会造成钙、铁等一些重要的矿物质的长期缺乏，会给身体造成较大的危害。因此，切勿只喝果蔬汁来减肥。

04 低脂饮食并非不吃肉和油

很多减肥者认为，摄入过多的脂肪对减肥不利，希望通过限制饮食来降低血脂，并认为最好的办法就是不吃肉或者不吃油，其实这是一个误区。低脂饮食不是不吃肉和油而是限制每日食物中脂肪的总摄入量，同时提高所摄入脂肪的质量。我们首先应了解膳食脂肪的作用。脂肪本身并非“洪水猛兽”，而是人体所必需的营养素之一，其主要包括脂和油，在常温下呈固态的称为脂，呈液态的称为油，后者在食物中最多见。另外，还有一些与油脂结构类似的化合物，如类脂，包括磷脂、糖脂、胆固醇、脂蛋白等。脂肪是产生热量最高的营养素，1克脂肪在体内氧化可产生9千卡热量，比蛋白质和碳水化合物所产生的热量高1倍多。脂肪还是脂溶性维生素的良好溶剂，可促进其吸收，脂肪摄取不足可能导致脂溶性维生素的缺乏；脂肪能产生特殊的香味，促进食欲。因此，脂肪在食谱中必不可少。由于过多的脂肪在体内蓄积会引起高血糖、高血脂等，所以脂肪的摄入要适量。

脂肪由甘油和脂肪酸构成，根据脂肪酸结构的不同可以将其分为饱和脂肪酸、单不饱和脂肪酸、多不饱和脂肪酸3类。饱和脂肪酸会损害心血管，建议摄入量应小于每日总热量的7%。无论是动物油还是植物油，凡是在正常室温中变成固体的脂肪都含有大量的饱和脂肪酸，例如猪油、牛油、羊油、人造奶油。单不饱和脂肪酸可以降低低密度脂蛋白和胆固醇，对心血管会产生好的作用，建议摄入量占每日总热量的15%，单不饱和脂肪酸存在于橄榄油、菜籽油、花生油等中。多不饱和脂肪酸对身体也有好处，可以帮助降低胆固醇，但是如果超量摄入则带来不利的影响，常见的含有多不饱和脂肪酸的食物有坚果、大豆油、鱼等，建议摄入量不超过每日总热量的10%。

05 快速节食减肥对健康危害大

大部分减肥者都希望能够用最短的时间达到一定的减肥效果，因此他们常常会被1个月就能减重10千克这种宣传所蒙蔽，采用饥饿加上超量运动这种极端方式进行快速减肥，其实这样做不但不会成功，还往往会引发一系列的问题。

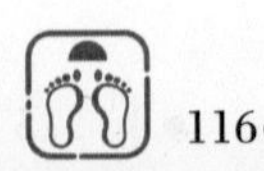

▶ 溜溜球式减肥——体重反弹

溜溜球式减肥（yo-yo dieting）也被称为体重循环，这个概念最早是由凯利·布劳内尔在耶鲁大学提出的。他把这类减肥者的减肥过程描述成溜溜球的上下运动。在这个过程中，减肥者起初实现了减肥的目标，但是成果往往是无法保持的，用不了多久，体重就会渐渐恢复到减肥前。造成这个结果的原因不尽相同，但是极端地节食是重要原因。极端地节食会造成体重快速下降，在节食过程中，减肥者的瘦体重（肌肉）和脂肪往往会同时减少，在减肥者达到阶段性目标后，一旦恢复正常饮食，就会出现饥饿反应，导致体重迅速增加。更严重的是，增加回来的往往是脂肪而不是肌肉。持续地进行这种节食行为只会让减肥者的体脂率不断攀升。

▶ 人体基础代谢率下降，减肥进入瓶颈期

基础代谢率下降也是极端节食引发的后果之一。随着热量摄入的降低以及自身体重的下降，人体为了维持生理运行，会降低自身的基础代谢率，从而减少热量的消耗。一方面，基础代谢是人体热量消耗的最大一部分，极端地节食造成代谢率下降，会让减肥很快进入瓶颈期。另一方面，相同重量的肌肉的热量消耗远高于脂肪的热量消耗，而节食导致的人体肌肉含量下降又进一步地降低了代谢水平。

▶ 患上神经性厌食

快速节食减肥还会引起神经性厌食，而厌食导致的后果和其他形式的饥饿一样，会使人丧失肌肉组织，使心肌组织变得虚弱纤细，从而引起心律失常、心室缩小，很多神经性厌食患者正是死于心脏疾病。

▶ 皮肤松弛

人体长时间缺乏动物蛋白质和脂肪，很容易造成皮肤暗黄、皮肤松弛。虽然人的皮肤是有弹性的，但是在快速减肥后皮肤很难适应脂肪流失的速度，会出现大面积的松弛。

患骨质疏松症的风险增大

快速减肥会增加减肥者患骨质疏松症的风险。华盛顿大学医学院进行了一项减肥对骨质丢失的效应性研究，研究结果表明，快速节食减肥组的受试者的脊柱和髋骨平均损失了2.2%的骨密度，相比之下运动减肥组和健康生活方式减肥组的受试者的骨密度无明显变化。

06 饥饿疗法能治百病吗？

前几年曾被炒得沸沸扬扬的饥饿疗法近来又重新受到大众的青睐，原因是日本科学家发现了细胞自噬的机制，还获得了诺贝尔生理学或医学奖。首先，让我们大概了解一下细胞自噬机制。简单点说，细胞自噬就是指细胞在应对短暂的生存压力时，可通过降解自身非必需成分来提供营养和能量，从而维持生命。相应地，自噬作用也可能降解潜在的毒性蛋白来阻止细胞损伤或阻止细胞的凋亡进程。对于普通老百姓而言，他们更关心这些研究会给我们今后的生活带来怎样的变化。因此，有生物化学系研究者提出，因为细胞自噬机制能够清理衰老蛋白、保持细胞的年轻活力，所以人们如果能在保证必要营养的前提下，比一般情况少摄取25%～30%

的热量，就能延年益寿。这与我们中国人常说的“吃饭要吃七分饱”不谋而合。七分饱可以让细胞自噬、维持细胞的代谢，从而让人更长寿。

荷兰鹿特丹大学国家公共卫生与环境研究所的研究团队发现，减少食物的摄取量能够显著延长患早衰症小鼠的寿命。更重要的是，相比于正常饮食的小鼠，限制饮食的小鼠会更健康。为什么简化食谱能够产生神奇的效果？研究者表示，适当控制饮食能够让机体进入防御状态，重新配置能量，增强机体免疫能力。更重要的是，限制食量会降低脱氧核糖核酸（DNA）损伤，从而减缓衰老。

有实验证实，减少小鼠30%的食量能延长其3倍寿命。因此，有研究者提出，细胞自噬不但能让细胞重获新生，而且还有抗癌作用。回到日常实际生活，少吃或者不吃是否真的能够帮助我们治病？专家指出，适当地少吃是可以的，比如胃肠道受损、热量过剩的人群适当减少进食是有益的。但任何事情都是过犹不及的，要掌握好这个度。如果很极端地节食或者长期挨饿，那对人体的影响就比较大了。一方面，人体的血红细胞、神经细胞以及脑细胞的热量来源主要是葡萄糖，但是它在人体的存量非常小，可能一两天就耗尽了，然后就开始消耗我们的内脏蛋白和肌肉蛋白，长期极端节食会导致脏器功能的下降，这是非常危险的。另一方面，想依靠挨饿来抗衰老是缺乏科学依据的，因为人在饥饿的时候会分泌大量胃酸，分泌的胃酸如果没有食物来中和，长此以往就容易引发胃病，比如胃溃疡、胃癌，这对身体肯定是有害的。

07 出汗=减肥?

人是恒温动物，体内温度过高或过低都会对人体造成伤害，正常生理状态下，人体出汗是为了使体内多余的热量排出，维持体内温度均衡。人体出汗只能散发少量的热量，准确的说法应该是“1克汗水约散发0.58千卡的热量，以使体温下降”。当体内温度适当地升高时，人的基础代谢率则小幅上升，热量消耗只是略有增加，并不能大量燃烧脂肪。人在高温状态时会大量出汗，人体便进入失水状态，这只是暂时减轻了体重，并没有消耗体内太多的脂肪，出汗可以把身体里面的一些无用的物质排出来，但是对消耗脂肪没有效果。

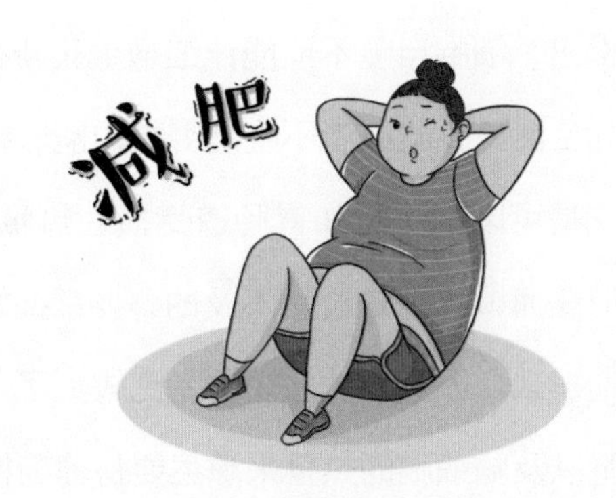

有人说，生活在天气炎热地区的人中肥胖者的比例明显小，说明促使出汗绝对是减肥妙计。其实，那是因为生活在炎热地区的人始终处于温度较高的环境，当环境温度为30~45℃时，人体能量代谢增加，形成偏瘦的体型。但是，哪怕处于高温环境，不注意饮食、不进行体力活动也是会变得肥胖的。

有人会问，为什么练高温瑜伽有不错的减肥效果呢？其实，高温瑜伽减肥还是靠瑜伽锻炼来减肥，其本质还是利用运动来减肥。老百姓经常说的“每天出一身汗可减肥”，实际上是说每天要进行适当的运动，消耗一定的热量，这样既可减肥又可保持健康。

08 饮食不控制，只要多运动就能减肥吗？

许多热衷于美食又爱好运动的朋友会问，是否可以想吃什么就吃什么，然后通过运动来消耗热量以保持体形呢？其实，这只不过是在给自己无节制地吃东西制造一个理由罢了。

有的人没有办法改变自己的饮食，却把减肥的希望放在运动上，那么他很有可能变成一个健康又壮实的胖子。运动可以使人多长些肌肉，增加些耐力，从而变得更加健康，但只运动、不节制饮食仍然减不掉体重。

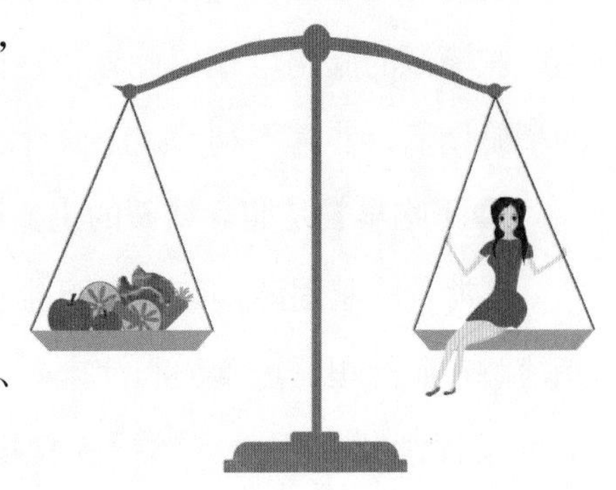

如果不想少吃，那运动多久才能有效减肥呢？相对来说，通过增加运动量来减肥要比控制饮食来减肥困难许多。研究显示，每天高强度锻炼1个小时才能消耗掉400～500千卡热量。如果你吃了一顿快餐，那么就得每天跑约6.4千米，连续跑3天才能将这餐所摄入的热量耗尽。减肥的朋友可以设想一下，要是每天都这么吃的话，那你大概要一天跑一个马拉松才能够拯救身材了。所以，在减肥的初期，必须控制饮食才能更有效地减肥。

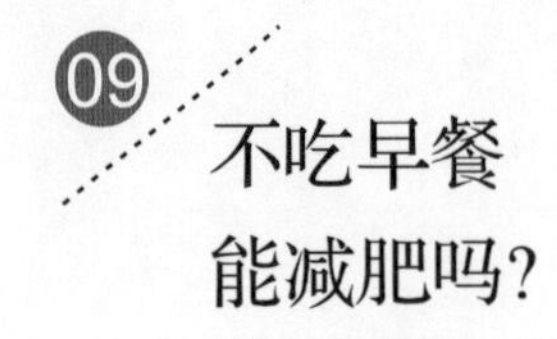

不吃早餐能减肥吗？

▶ 不吃早餐不仅不能减肥还容易引起肥胖

如果不吃早餐，人到中午就会产生强烈的饥饿感，而空腹时身体内储存热量的功能增强，吃下去的食物很容易被吸收而形成皮下脂肪，结果就造成驼峰似的脂肪堆积。此外，这样饥一顿、饱一顿将影响体内饥饱中枢的精确调节，非常不利于减肥饮食的执行。

▶ 不吃早餐是胆囊结石的主要诱因之一

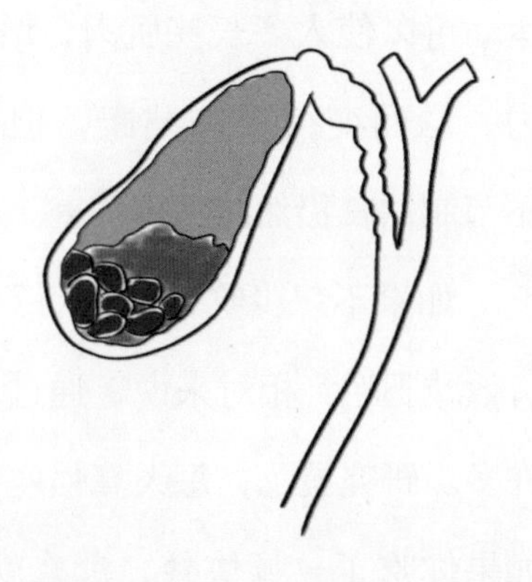
胆汁淤积在胆囊内，逐渐形成结石

正常人的胆固醇均匀地与胆盐、磷脂溶解在胆汁里，进食后胆汁排入胃肠道而发挥消化作用。人体摄入食物4～5小时其胆汁就会被排空。如果不吃早餐，那晚饭距离第二天午餐达十几个小时，这期间胆囊基本上不蠕动，胆汁常常淤积于胆囊内，日复一日，胆汁中的胆固醇浓度就会升高而达到“超饱和”状态然后析出沉淀，逐渐形成结石。也就是说，不吃早餐可能会增加患胆囊结石的风险。

减肥的目的不是短期内迅速减轻多少斤，而是逐渐形成新的、健康的饮食方法和生活习惯，达到长期维持理想体重的目标。控制食物的总摄入量、合理地搭配营养、规律地进食，比饥一顿、饱一顿地进食更健康，也更有利于减肥。

10 过午不食有助于减肥吗？

通常所说的过午不食，一般是指下午2点后不再进食除水以外的任何食物。过午不食并不是一种科学的减肥方法，甚至还会对长期保持理想的身材带来非常大的负面影响。这种过午不食减肥法会因肌肉大量流失造成体重下降。而肌肉的大量流失又会让我们的代谢能力降低而妨碍我们的减肥。

如果没有下午的加餐及晚餐，就算中午吃了很多，午餐的消化、吸收也会在傍晚5点左右完成，假设是早上7点吃早餐，那么到第二天的早餐前为止，我们的身体有约14个小时处于空腹状态。如果我们中午吃得不多，那么食物到下午3点左右就消化完了，假设是早上7点吃早餐，我们的身体约有16个小时处于空腹状态。长时间空腹会让我们的身体“闹饥荒”，从而主动进入饥饿状态。在这种饥饿状态下，因血糖降低你会更想吃糖，也就是碳水化合物和甜食，因为这些食物能让你的血糖迅速升高，但是迅速升高的血糖会诱使胰岛素过度分泌，而胰岛素在体内的作用，除了降低血糖外，还会导致脂肪的沉积，形成腹部型肥胖，显然这个结果与减肥的目的背道而驰了。另外，不吃晚餐会影响睡眠，如果睡眠不好，瘦素的分泌就会减少，使热量的消耗降低，同时饥饿素的分泌会增加，使人在其他时候大量地进食，反而不利于减肥。此外，长期过午不食对大脑、消化系统、心血管系统、内分泌系统（特别是女性生殖系统）都有严重危害。

11 随意减少蛋白质食物的摄入是错误的

当减肥者因为饥饿而头晕、心慌、乏力、关节疼痛而停止减肥的时候，往往把失败归因于意志不坚定。事实上失败的原因是减肥的方法不科学。有的减肥者随意减少蛋白质食物的摄入，这是错误的。

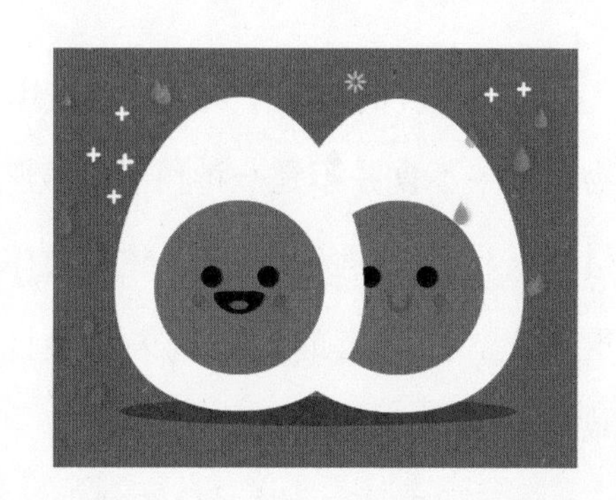

蛋白质的作用

人体的各项生命活动都有蛋白质的参与，没有蛋白质，就没有生命。蛋白质的重要作用有：

- 构造、生长、更新、修复：蛋白质是构成人体细胞、组织的重要成分，毛发、皮肤、肌肉、骨骼、内脏、大脑、血液、神经等的构成都需要蛋白质的参与。细胞的新陈代谢、损伤修复都离不开蛋白质。
- 载体的运输：蛋白质维持各类物质在体内的输送，它构成了血红蛋白、载脂蛋白、细胞膜上的转运蛋白、神经递质乙酰胆碱、5-羟色胺等，从而实现体内各种物质的运载。
- 维持人体内环境的平衡：维持体液-电解质平衡和酸碱平衡。
- 抗体的免疫：蛋白质构成抗体（免疫球蛋白）、补体、干扰素免疫分子，每7天更新1次，当蛋白质充足时，这个免疫部队就很强，在需要时，数小时内可以增加100倍。
- 酶的催化：蛋白质构成人体必需的具有催化和调节功能的各种酶。

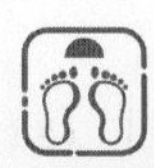

●激素的调节：蛋白质参与构成胰岛素、生长激素等多种激素。

●供应能量：蛋白质是可为人体供能的3大营养素之一，每克蛋白质可产生4千卡的热量。

▶人体长期缺乏蛋白质会有什么问题？

●渴望吃咸或甜的食物。蛋白质减缓了糖进入血液的速度，有助于保持血糖的稳定。低蛋白质、高碳水化合物的饮食会迅速把糖释放入血液，此时胰岛素就会迅速调节，使血糖下降，使人产生对咸或甜的食物的渴望。

●肌肉松弛。如果没有摄入足够的蛋白质，人体只能分解肌肉以满足需要，会导致肌肉松弛。如果人体长期缺乏蛋白质，一旦受伤则需要更长的时间才能恢复，发生肌肉和关节疼痛的概率也会增加。

●头发、指甲、皮肤出现问题。头发脱落和/或缺乏光泽，指甲脆弱和/或出现竖脊，皮肤干燥粗糙和/或呈鳞片状，这些都是蛋白质缺乏的表现。这些症状的出现都是因为新陈代谢发生了问题。

●免疫功能下降。经常生病是免疫功能差的表现，而免疫功能下降可能是由蛋白质缺乏造成的。免疫细胞都是由蛋白质构成的，没有足够的蛋白质，免疫细胞就无法迅速修复和再生以对抗细菌和病毒的入侵。

●头脑发昏、犯迷糊。5-羟色胺和多巴胺等神经递质都是由蛋白质构成的。缺乏蛋白质会导致注意力不集中、精神恍惚以及警觉度降低。

●睡眠质量变差。色氨酸是一种人体必需氨基酸，它有助于诱导睡眠。人体不能合成色氨酸，必须从蛋白质食物中获取，富含色氨酸的食物有牛奶、禽肉、鱼等。如果蛋白质食物摄入不足，人体缺乏色氨酸，就会影响睡眠。

值得注意的是，执行低热量饮食的减肥者比正常体重的人对蛋白质的需求量更大，一般其每天摄入的蛋白质应占总热量的20%~30%。

蛋白质的食物来源为动物性蛋白质食物和植物性蛋白质食物。动物性蛋白质食物包括肉类、蛋类、奶类食物等，植物性蛋白质食物包括谷类、豆类、坚果类、薯类食物等。为改善膳食质量，建议大家混合食用动物性蛋白质食物和植物性蛋白质食物。

想吃零食时一点都不能吃吗？

有些人在减到目标体重进入体重维持期之后会突然特别渴望吃零食。由于害怕体重反弹，减肥者往往感觉压力很大，压力越大越管不住嘴，形成恶性循环。有一位姑娘先采用高蛋白饮食法减肥4个月，减重12千克，然后进入轻断食阶段，在进入轻断食的头一个月她开始想吃零食，开始只吃几口，后来越吃越多，甚至想用零食代替主食。她意识到这个问题后开始与零食对抗，采取的办法很极端，就是告诉自己一口都不能吃，忍到最后还是以失败告终，而且从吃一两口零食变成吃一两包零食，吃得越来越多，难以控制。她很着急，就来门诊向我们寻求帮助。

减肥者在某一个阶段突然地想吃零食，这种情况非常普遍。一方面可能是因为减重初步达到目标后减肥者的心态有所放松；另一方面，肥胖症固有的特点可能仍然在起作用，即使减肥者减到目标体重，看上去是个瘦人了，其身体内环境的调整并没有完全同步。

请坦然面对自己想吃零食的欲望，吃了零食就不要自责。一项研究显示，减肥者越自责越会发胖。其实，想吃零食时不要太跟自己对抗，想吃就吃一点，把零食分成小份，自己吃一点，其他的零食分给别人，逐步减少留给自己的分量，最好把每天吃零食的次数记录一下，晚上看一下，逐步减少所吃的量和次数，也不要弄得很复杂，就是简单记录一下使自己心中有数就好。

须注意吃正餐要吃足够的量，不要给自己留下少吃点饭就可以多吃几口零食的借口。有控制地吃零食，对吃零食的欲望就会慢慢降低。

对控制吃零食来说，调整心态很重要，不要和身体对抗，偶尔吃一两口零食不会对减肥有很大的影响，但是吃零食要有所节制，不能看吃几口零食体重没有怎么增长，第二天就接着吃，这样就会越来越放纵自己，久而久之体重一定会反弹，不要心存侥幸。这里强调正餐的摄入量要足够，提高每一餐的质量，食物要多样化，这样可以降低减肥者对吃零食的欲望。另外，如果自制力不够就不要看太多的美食节目，看看其他好看、好玩的节目，转移一下注意力。

科学地控制好饮食可能是一辈子要做的事，切记既不要过激、也不要放纵，有偏差及时调整。长时间保持体重是比减重更加困难的事情。减肥减到目标体重后的一段时间里，体重有一定的反弹很常见，要重视但不要过度担心。体重反弹1千克，自己及时调整、减到反弹前的体重，如果自己减不了，反弹超过2千克了，不要犹豫，马上找医生复诊。减到目标体重且体重维持6年以上才算减肥成功，让我们一起为达到这个目标而努力吧！

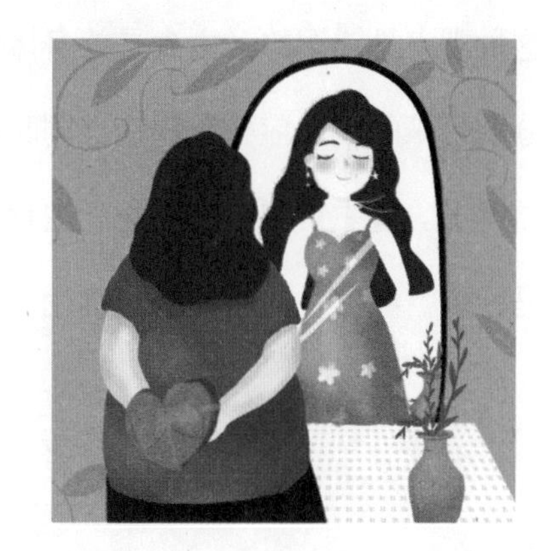

13 减肥期间少吃精制糖，但不能不吃主食

精制糖是指生活中常见的白砂糖、葡萄糖等，减肥期间应减少额外添加的精制糖的摄入。人工添加的精制糖的摄入不会带来营养素，它唯一的作用就是提供热量。如果你的热量摄入已经足够，那它就变成脂肪储存在你身上，让你变胖。在减肥期间应少吃冰激凌之类的甜食以及可乐、冰红茶等含糖饮料，这些食物都含有大量的精制糖。在购买食物时，如果在食物标签的配料表上看到白砂糖、果葡糖浆、果糖、葡萄糖等配料排在前面的位置，那么这样的食物吃之前也要三思。有些人认为减肥期间要限糖，所以也不能吃主食，这种观点是错误的。主食是为身体供应能量的主要食物，它可防止脂肪过度分解带来的酮血症和酮尿症，同时它还参与构成组织结构（如红细胞表面抗原等）。吃主食要粗细搭配，主食要吃得多种多样，生活中应将精米、白面、马铃薯、红薯、糙米等搭配食用。

第七章

创建健康生活方式 坚持“保重”一生

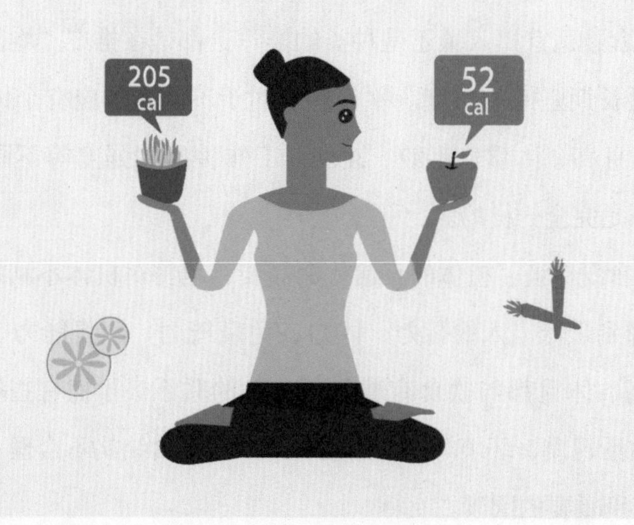

01 选择健康的饮食方案

对于维持体重期的成年人，如果能坚持每天少吃一两口，或坚持每天多活动15分钟，就能保持热量的摄入与支出的平衡，从而保持健康体重。这就是《中国居民膳食指南（2016）》中倡导的“吃动平衡，健康体重”。

平衡膳食是指能为人体提供既不缺乏、也不过剩的全面的营养成分的均衡膳食。平衡膳食是合理营养的基础，食物多样和适量是达到平衡膳食的最基本原则。最新版《中国居民膳食指南（2016）》对我国居民的平衡膳食做出了更为全面的阐释，同时提出了“国六条”便于人们记忆和实施。这六条分别是：①食物多样，谷类为主；②吃动平衡，健康体重；③多吃果蔬、奶类、大豆；④适量吃鱼、禽、蛋、瘦肉；⑤少盐少油，控糖限酒；⑥杜绝浪费、兴新时尚。

不论是食物适宜摄入量还是种类的推荐，都是在推广“均衡”的饮食理念，提倡长期坚持的态度。平衡膳食对于不同人群应有个体化的指导，每个人因其身高、体重、年龄、性别、工作种类和强度等不同所适合的平衡膳食不是完全一样的。

平衡膳食既保证了机体的正常代谢需要，也将对机体不利的饮食因素尽可能地降到最低。人的智力、体力、免疫能力、康复能力、生殖能力、寿命、身高、体重都与饮食有着不可分割的联系。虽然有些疾病是由遗传、不良生活习惯、环境等多种因素所致，但膳食结构不合理、营养不均衡是其中特别重要的因素。

与体重最相关的膳食因素应该是热量，膳食中的三大产能营养素是碳水化合物、脂肪和蛋白质。由于产能营养素可以在体内相互转换，因此如果这3大类基本的营养素摄入不均衡（如摄入量过低、过高或比例失调），就会引起体重的改变。

综上所述，平衡膳食是一种均衡的膳食模式，应该从小培养，它是健康的基石。单纯地平衡膳食不能预防和治疗疾病，但结合健康的生活方式，保持适宜的体重，对预防和辅助治疗营养相关性疾病有着重要意义。对一般人群而言，平衡膳食的目的不是减肥，而是保持健康体重；对于超重/肥胖等特殊人群，平衡膳食不一定能减肥，但可以起到辅助减肥的作用。

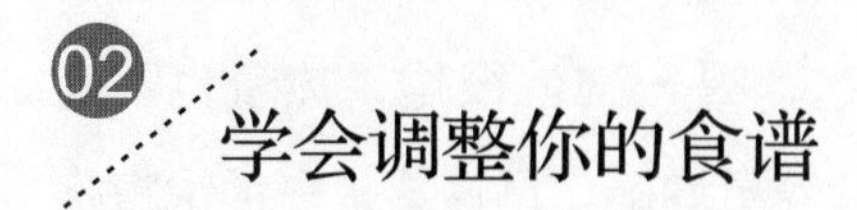

02 学会调整你的食谱

减重或维持体重的朋友通常会十分关注食物的热量，主食不敢多吃，肉类食物不敢多吃，甜点不敢多吃……那么，有没有什么简单的方法让减肥者既能吃饱、又能获得均衡的营养、摄入的热量又不超标呢？

减重或体重维持期间肯定要减少和控制热量的摄入，但这并不意味着一定要大量地减少摄入量，这样很难坚持，改变食物的搭配是一个更容易做到的方法。日常饮食应合理地搭配食物，不必计算每餐吃了多少卡路里，吃饱了照样可以减肥。

▶ 每餐都要吃1盘蔬菜，每天吃0.5千克蔬菜

这里的蔬菜是指各种叶菜、瓜菜，如芥蓝、油菜、菠菜、西蓝花、紫甘蓝、芦笋、油麦菜、冬瓜、苦瓜等，不包括土豆、藕等高淀粉的蔬菜。烹饪时要选择低油的烹饪方法，比如用1勺橄榄油凉拌或者用1勺椰子油清

炒，少放盐和糖。烹饪蔬菜时用油量一定要控制，每食用20克油相当于增加热量180~270千卡。

每天食用250克以内的水果

水果含糖量较高，如果不加控制地吃，摄入的热量也不低。比如半个西瓜大约重2.5千克，按照含糖量4%计算，它含糖100克，含热量400千卡，吃了它需要慢跑至少40分钟才可以消耗掉它带来的热量。所以建议每天食用水果宜在250克以内，同时限制食用高糖分水果。

用马铃薯、红薯、全谷物、杂粮代替精细的主食和甜点

精细的主食和甜点吸收快，会引起胰岛素反应，容易导致脂肪堆积而使人发胖。马铃薯、红薯、全谷物、杂粮富含膳食纤维，胰岛素反应小，不容易导致脂肪堆积，而且饱腹感强。推荐用各种豆子（如红豆、芸豆、绿豆等）和高粱米、糙米等一起煮粥来吃，喝一碗就很饱，热量也不高，还可补充丰富的维生素B和膳食纤维，使营养更均衡。马铃薯是一种饱腹感很强的食物，食用马铃薯后的饱腹感比食用等量的米饭/馒头后的饱腹感强很多。同等重量的马铃薯所含的热量是米饭的一半，用马铃薯代替米饭、馒头作为主食，既减少热量的摄入又能产生良好的饱腹感，是很不错的选择。

摄入足量的优质蛋白质

建议成年减肥者每日保证1.2克／千克体重的蛋白质的摄入。比如体重为60千克的女性，每天应摄入约72克（60千克×1.2克/千克）的蛋白质。按照25克为一个单位，为便于计算可把蛋白质的摄入量往上调到每天75克。大家可参考表12来选择蛋白质食物和推算摄入量。蛋白质食物的饱腹感强于碳水化合物，也强于脂肪，减肥时摄入足量的蛋白质食物是必需的。蛋白质可以使身体处于较高的代谢水平，保证身体各种蛋白质组织的代谢和更新，如肌肉、头发、皮肤、指甲，所以减肥不能减少蛋白质食物的摄入。推荐选择低脂肪的肉类和各种豆类及豆制品，如牛排、鸡胸肉、鱼虾、黄豆及豆制品等，应使用少油的烹饪方法，如清蒸、白灼等。

表12 含有约25克（1个单位）蛋白质的各种食物

食物	1个单位	蛋白质（克）	热量（千卡）
鸡蛋白	7个鸡蛋白	25	115
鸡胸肉	熟肉100克	25	140
牛肉	熟肉100克	25	140~160
海鱼（三文鱼、金枪鱼、鲷鱼等）	熟肉120克	25~31	130~170
虾、龙虾	熟肉120克（可食部分）	22~24	120
北豆腐	200克	25	196
鲜牛奶	700毫升	20	380

每天吃1把坚果当作加餐

坚果富含维生素E和不饱和脂肪酸，对于抵抗自由基和保证心血管健康十分有益，饿的时候吃1把坚果，摄入的热量大约为100多千卡，并不超标，在两餐之间吃1把坚果远比吃饼干、薯片的饱腹感强，而且对健康更加有利。但是，过量地吃坚果很容易导致油脂摄入过多，引起血糖的波动，不利于心脑血管的健康。专家建议每周食用坚果50~70克，平均每天食用坚果10克左右，10克坚果约为葵花子105粒（约一把半）或花生米15粒或核桃2~3个或板栗3~4个或杏仁8粒或腰果7粒。

限制摄入甜饮料和各种加工食品

甜饮料和加工食品含有大量的虚热量。虚热量的英文是“empty calorie”，是指徒有热量而没有营养价值。经常食用这种食物会使营养缺乏，同时由于热量摄入激增，还会引起发胖。酒、糕点、甜饮料、薯片等都是虚热量食物。

由于每个人的体质、身高、体重和活动量不同，减肥期或体重维持期的朋友最好能咨询营养师来获得个性化的食谱。

世界卫生组织推荐的“健康饮食五项原则”

原则一：食物多样化

没有一种食物可以提供人体所需的全部营养（母乳除外）。为了保持健康，我们应摄入多种新鲜的、富有营养的食物。

● 日常饮食应该摄入多种食物。每日吃的主食可以选择小麦、大米、马铃薯、杂粮等；每日应该吃大量新鲜水果和蔬菜；每日应适当地摄入一些蛋白质食物，如肉、鱼、蛋、奶等。

● 经常吃一些全谷物，例如全麦和糙米。它们富含膳食纤维，饱腹感更强。

● 选择可生食的蔬菜、无盐坚果和新鲜水果作为正餐之间的零食。放弃高糖、高脂、高盐的零食。

原则二：控盐

摄入过多的盐会让人的血压升高，而高血压是心脏病和脑卒中的主要危险因素。世界卫生组织建议每人每日食盐的摄入量不要超过5克。我国居民食盐的摄入量约是世界卫生组织推荐量的2倍。考虑到中国式烹饪的特点，《中国居民膳食指南（2016）》推荐我国居民每人每日的食盐摄入量不超过6克。减肥者应特别注意，摄入较多的盐会让人觉得更饿，含盐多、口味重的食物往往让人吃得更多。

◎ 控盐技巧

● 做菜时少放盐，少用酱油、鱼露等含盐调味品。

● 不吃含盐量高的零食，尽量选择新鲜的食品而不是加工食品，不喝饮料。

● 餐桌上不摆盐瓶子，避免就餐时再加盐。

● 选购食品时看看其营养成分表，挑选钠含量较低的产品。

小贴士

控盐就是控钠，苏打水含有钠，即使它不含热量，也不能替代白开水大量饮用。

原则三：控油

油脂是人体必需的营养素，但摄入过多的油脂会增加患肥胖、心脏病和脑卒中的风险。研究显示，摄入含有较多的反式脂肪酸的食物可以使患心脏病的风险增加30%。

加工食品在生产过程中会产生大量的反式脂肪酸，含反式脂肪酸多的食物有炸薯条、炸鸡腿、炸油条以及含氢化植物油的各种糕点、巧克力、沙拉酱、方便面酱料等。总之，很多加工食品都可能含有反式脂肪酸。反复煎炸食物的老油也含有较多的反式脂肪酸，应避免摄入。

控油技巧

● 减少使用黄油、猪油等动物油，用花生油、菜籽油、玉米油、葵花子油等植物油替代。

● 减少红肉（猪、牛、羊等畜肉）的食用量，更多地选择禽肉、鱼肉等白肉。白肉的脂肪含量一般低于红肉。尽量不吃香肠、火腿等加工肉类。

● 烹饪时尽量使用蒸或煮的方法，避免油炸。

● 看看食物的营养成分标签，不购买含有反式脂肪酸的加工食品，谨慎选择制成半成品的快餐、烘焙糕点和油炸食品。

原则四：限糖

摄入过多的添加糖，不仅对牙齿有害，而且会增加超重/肥胖的风险。超重/肥胖可能导致许多严重的健康问题。加工食品和饮料中可能存在“看不见的糖”，如一罐甜饮料可能加入了约10茶匙的白砂糖，所以减肥期间千万别喝甜饮料。

◉限糖技巧

- 限制各种含蔗糖饮料的摄入，如含蔗糖的碳酸饮料、果汁饮料、能量饮料、茶饮料、咖啡饮料以及乳饮料等。
- 选择新鲜的、健康的零食，放弃高糖分的加工食品。
- 2岁以下儿童的辅食中不应该添加盐和糖。对于2岁以上的儿童，应该控制其添加糖的摄入量。

小贴士

- 限糖是指限制添加糖的摄入，常见的添加糖包括白砂糖、红糖、冰糖、蜂蜜等，不包括水果、蔬菜等天然食物中本身含有的糖分。
- 世界卫生组织推荐成年人每天摄入的添加糖不应超过25克，而一块泡咖啡的方糖就大约为7克。由于日常生活中很难完全避免食用加工食品，如果不留意的话，每人每天摄入的添加糖很容易超过25克。
- 减肥期间对所有非必需的高热量食物应统统拒绝，建议减肥期间尽量少吃精制糖。

原则五：限酒

健康饮食中没有酒精的一席之地。长期饮酒过量可能直接造成严重的健康问题，如肝损伤、脑损伤、癌症、心脏病和精神疾病等。世界卫生组织不推荐饮酒，也就不存在安全的饮酒量。减少饮酒有益健康，完全不喝酒更好。以下人员应戒酒：孕期或哺乳期的女性；开车、操作机器或从事其他有风险工作的人员；患心脏病、糖尿病、高血压等疾病的患者（饮酒可能导致疾病恶化）；正在服用与酒精相互作用的药物（如抗抑郁药、避孕药、降压药、治疗心脏病的药物、降血脂药、治疗糖尿病的药物、安眠药、止痛药、抗生素、治疗胃食管反流和胃溃疡的药物）的患者。如果您认为自己或家人、朋友已经存在酒精依赖或其他相关的精神问题，请不要犹豫，尽快向医生寻求帮助。

控制进食量的简单方法

有一个非常简单的方法可以用来控制进食量，就是用拳头和手掌来估计食物的量。主食，1顿1个拳头（熟食的大小）；蔬菜，1顿2个拳头（熟菜的大小）；水果，1天1个拳头；肉类，1顿1巴掌（熟肉的大小），中午1巴掌、晚上1巴掌，这里的巴掌不带手指，就是指椭圆的手掌这么大。按这样来进食，一天的主食、蔬菜、水果和肉就够了，这种方法非常方便，大家不妨采用。此外，在烹饪食物时要注意少放油、盐和糖。

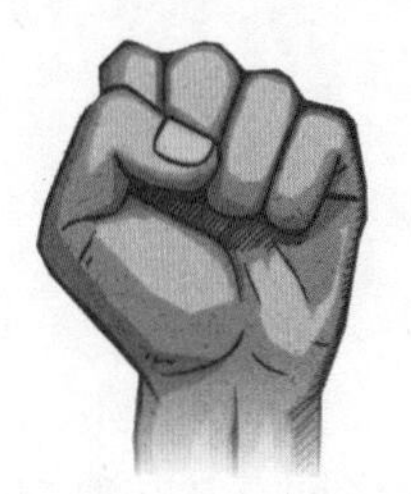

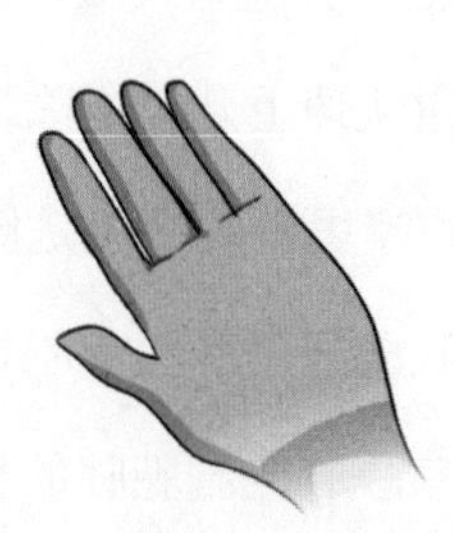

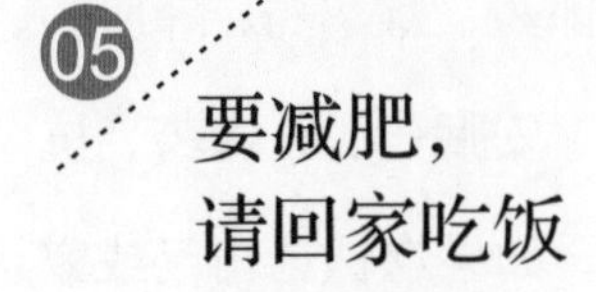

05 要减肥，请回家吃饭

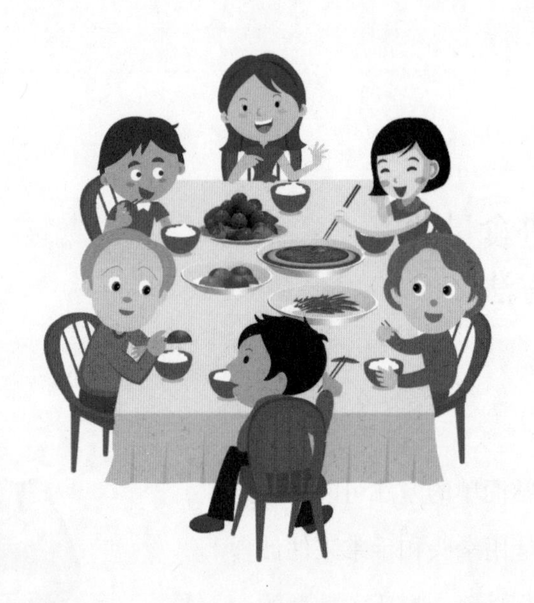

很多朋友常在餐馆就餐，一方面图省事，另一方面总觉得自己做的食物不如外面卖的好吃。值得注意的是，外面餐馆的食物除含有大量的油、盐、糖外还可能含有大量的添加剂，这些食物被摄入人体后很难被消化、代谢，使体重快速上升。所以，要想减肥必须自己在家做饭、在家就餐。

吃家里做的饭菜是健康饮食的重要前提，《中国居民膳食指南（2016）》建议我国居民多回家吃饭，享受食物和亲情。推广家庭健康烹饪是美、英等国家政府控制肥胖的核心手段之一。对于接受营养治疗的肥胖者，回家吃饭、动手做饭就不仅仅是建议，而是一项硬性要求。

约翰霍普金斯大学的一项研究分析了超过9000名20岁以上的人的饮食后发现，与不常做饭的人（每周做晚餐0~1次）相比，经常做饭的人（每周做晚餐6~7次）饮食质量更好。具体表现在：每天热量的摄入平均减少137千卡；每天脂肪的摄入平均减少5克；每天精制糖的摄入平均减少16克；较少食用速冻食品；即使外出就餐，常做饭的人选择更合理、吃得更健康。

减肥者应回家吃饭、动手做饭

接受营养治疗的减肥者应准确地按照处方安排食物的种类和数量。只有执行好处方，一日三餐才能够成为治病的良药。自己做饭更容易控制饮食，经常做饭的人往往执行处方更到位，减肥效果也更好。减肥者即使不亲自掌勺，也应该经常回家吃饭，积极参与制定饮食计划、购买食材。

- 饮食处方示例

处方标准：主食50克+瘦肉50克+鸡蛋1个+蔬菜250克（食物重量均为生重）。

限制条件：排除肥肉、糖果、饮料、油炸食品、酒类等减肥期黑名单食物；处方列出的食物按品种、数量吃够，其他食物不要吃；搞不清食材种类和数量的食物不吃，如包子、饺子；全天的主食中粗粮和细粮各占一半；全天食用烹饪油在20克以内；全天食用盐在6克以内。

一日三餐以吃外卖为主能不能减肥？

经常有减肥者刚听完饮食处方就提出：大夫，我工作忙，没时间做饭，吃外卖能不能减肥呢？饭馆的菜用清水涮涮再吃成不成？我每天晚餐吃赛百味行吗？

外卖食物所含的热量高、添加剂多，减肥者应尽量避免吃外卖食物。大家在街头早点摊买的包子、饺子、馄饨的馅料里可能有“肉馅宝”，这种粉末跟肉馅一起搅拌，能掩盖劣质肉的不良气味、去腥、增加浓郁的肉香，还会使肉馅特别嫩滑。一些酱鸭、烤鸭和鸭脖等食品制作过程中可能使用了肉味增香膏，它可去除鸭类食品的腥味、增加香味。洋快餐问题也不少。为了使炸食物的油可以反复使用，要加滤粉过滤；为了消除油炸时的大量泡沫，要加消泡剂；为了避免油炸的原料在储存时变质，要加抗氧化剂；炸鸡、汉堡包中可能被加入了多种添加剂；冰激凌、面包、薯条中可能存在反式脂肪酸。长期食用以上这些食品会给人们（尤其是青少年）的健康带来负面影响。

在家做饭对减肥者来说是硬性要求，通过适当地学习，掌握做饭技能和营养知识不是难事儿，自己做饭不一定比下馆子更花费时间，在学习过程中获得的营养知识会让自己和家庭长期受益。

在外就餐要规避风险

有不少人因为工作繁忙、聚会、应酬等原因偶尔需要在外就餐，那么注意以下问题就能规避风险。

● 慎选餐馆

在外就餐时，选择有品牌的、口碑好的餐馆，尽量少去卫生条件差的路边摊和小餐馆。

● 聪明地点菜

明智的消费者在点菜时要注意以下6个一点：菜色浅一点、香味淡一点、口味清一点、素菜多一点、品种杂一点、总量少一点。

菜色浅一点 。点菜时不要讲究浓油赤酱，不要点颜色过分鲜艳的菜肴，尤其是久煮不变色的红汤和辣椒酱等，千万不要吃。

香味淡一点。自然的菜肴香气往往不是很浓烈，刚上菜时香气扑鼻，但香气不持久，香气持久的菜可能加了香精、香料。

口味清一点。尽量少点过分香、鲜、辣的菜肴。点盐和味精少一些的菜肴 。

素菜多一点。 现在大部分人点的食物荤多素少、酒多饭少、油多汤少，这样的饭菜吃多了就会引发高血脂、高血糖、高血压。根据膳食平衡原则，蔬菜、豆类制品要占总菜量的一半以上。少吃用油煎、炸的菜肴和点心。

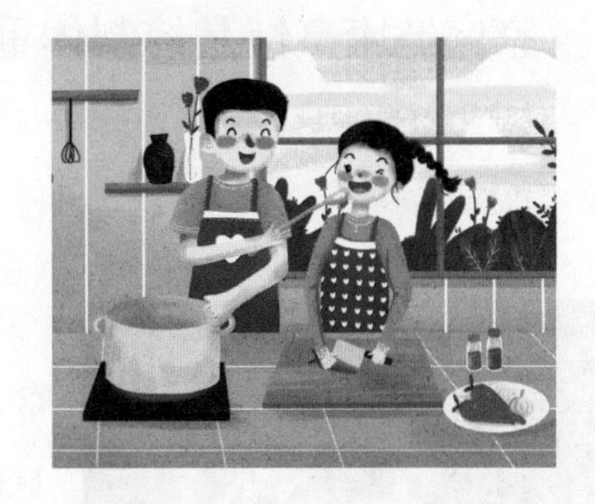

品种杂一点。点菜时点的品种杂一点，一是为了分散风险，二是为了使营养均衡。

总量少一点。什么菜都吃一点，什么菜都少一点，不要因为喜好某种菜肴而多吃。许多风险都是偏食某种食物造成的。

吃饭讲究心情，心情好，吃饭就香，也更有利于营养的吸收。在温暖的灯光下和家人一起品尝热气腾腾的饭菜是一件很温馨的事。因此,为了健康，为了家人，请回家吃饭!

06

认真减肥就要下厨房——家庭健康烹饪是控制体重的基石

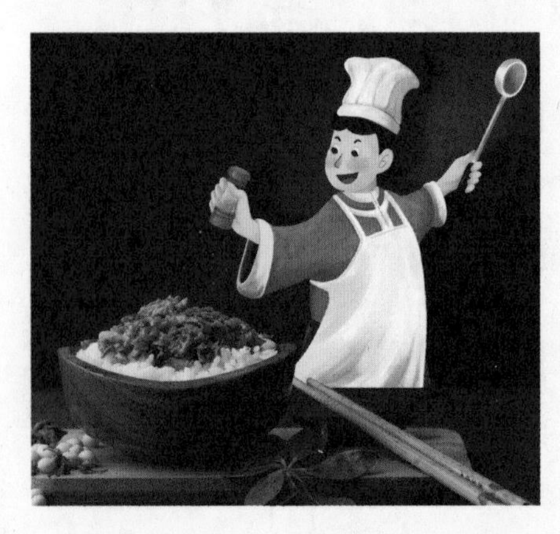

减肥者自己做饭，可选用更加丰富、新鲜的食材，同时在烹饪中可控制油、糖、盐的使用，使餐食更加健康，所以鼓励大家动手制作健康、美味、快捷的减肥餐。以下是一些减肥的朋友自己做的减肥餐，供大家参考。

减肥餐1：杂粮饭+金针菇炒牛柳+炝炒包心菜

处方标准：主食50克，蛋白质食物100克，蔬菜250克。食物的重量均为生重。

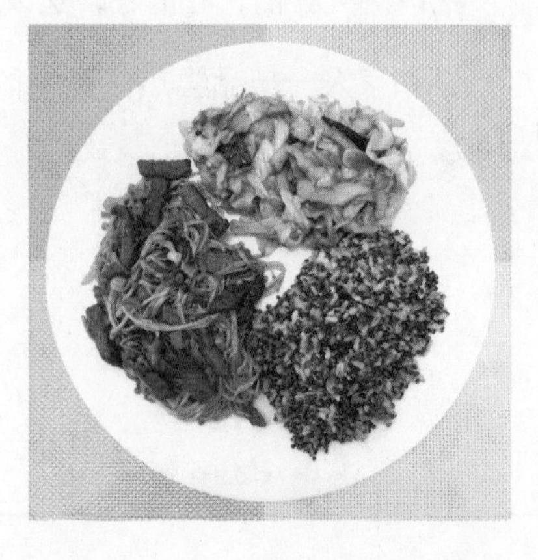

制作过程：①取藜麦、莜麦和大米共50克（比例随意），加水，杂粮和水的比例大约为1:1，用电饭锅蒸熟。

②将瘦牛肉（100克）切成牛柳，加酱油（5克）、盐（2克）、料酒（1小勺）和适量湿淀粉抓匀，腌制10分钟；在锅内薄薄地刷一层油（少于1克），将洗净的金针菇（50克）放入锅内煸炒至半透明、变软，盛出备用；在锅内

刷油（2克），放入葱花、姜末炝锅，放入腌制好的牛柳煸炒至颜色变白，加入炒好的金针菇，淋几滴酱油混匀，上色后再煸炒2分钟即可出锅，撒上葱花。

③将包心菜（200克）洗净、切丝，在锅内刷油（2克），放入蒜片、干辣椒炝锅，将包心菜放入锅中，加入料酒（1小勺）、酱油（5克）一起煸炒，待包心菜变软、呈半透明后淋几滴醋即可出锅。

小贴士

为了去除牛肉的腥味并使其入味可先腌制几分钟；容易出水的蔬菜，可以先煸炒至六七成熟以去除过多的水分，再加入事先煸炒好的肉，这样做出的菜不会有过多的水分，肉吃起来味道也会比较足，口感会更好。

减肥餐2：二米饭+溜炒鱼片+尖椒炒花菜

处方标准：主食50克，蛋白质食物100克，蔬菜250克。食物的重量均为生重。

制作过程：①取小米（或藜麦）和大米共50克(比例随意），加水，米和水的比例大约为1:1，可提前浸泡半小时，用电饭锅蒸熟。

②取巴沙鱼或龙利鱼（100克），斜切成鱼片，加入盐（2克）、适量的白胡椒粉、料酒（1小勺）、适量的生蛋白或湿淀粉，抓匀，腌制10分钟；将提前发好的黑木耳（10克）撕成小块，将西葫芦、彩椒（共40克）切成小块，在锅内薄薄地刷一层油（少于1克），将蔬菜放入煸炒至半透明状盛出备用；在锅内刷油（2克），加入葱花、姜末、蒜

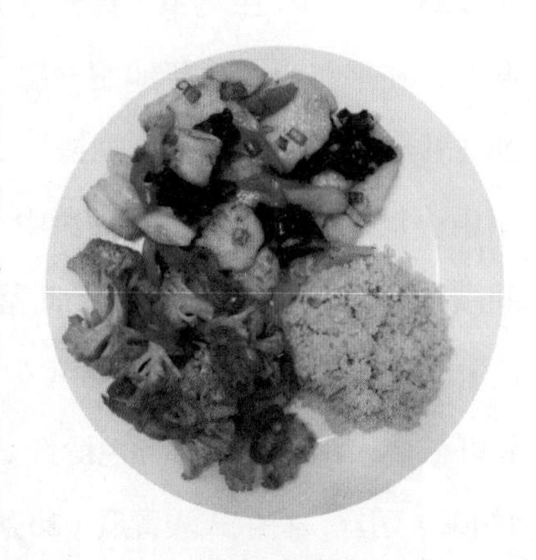

末炝锅，倒入腌制好的鱼片煸炒至鱼片变白微微卷起，加入事先炒好的蔬菜混匀，煸炒1分钟即可出锅，撒上葱花。

③在锅内刷油（2克），加入葱花炝锅，放入洗净切好的花菜（200克），再分次加入少量的水，将花菜煸炒至半透明状，放入切好的青辣椒丝，加入酱油（5克），混匀上色后即可出锅。

小贴士

炒鱼片、虾仁等海产品之前最好提前腌制，加入白胡椒粉不仅去腥还可以增加风味；炒含水较少的蔬菜时，为了控油，炒之前可以先用水焯一下，或在炒菜的过程中少量多次地加水，口感会更好；炒素菜时为了控盐，通常只放少量的酱油，不再额外地加盐。

减肥餐3：西葫芦香葱蛋饼+虾仁蔬菜沙拉

处方标准：主食25克，蛋白质食物100克，蔬菜250克。食物的重量均为生重。

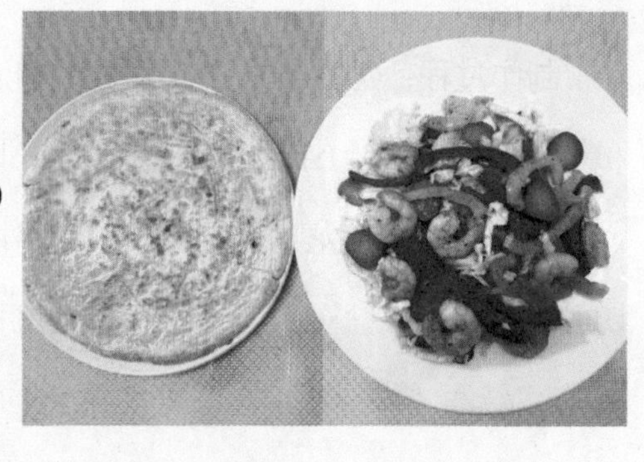

制作过程：①将西葫芦（50克）洗净切丝，加适量香葱、面粉（25克）、1个生鸡蛋（约50克）混匀，在平底锅内薄薄地刷一层油（少于1克），倒入面糊摊平，用中火加热并盖锅盖，待面饼中间微微隆起、面饼可随锅晃动时翻面，盖上锅盖再转小火焖3分钟即可。

②在锅内薄薄地刷一层油（少于1克），取虾仁（50克）解冻、沥干水分，将虾仁倒入锅中煸炒至颜色泛红、弯曲，盛出备用；将圆生菜、彩椒（共180克）切丝，将俄式酸青瓜（20克）切片，与虾仁混合，加入热量较低的沙拉汁和黑胡椒拌匀。

小贴士

西葫芦蛋饼就是老北京糊塌子，如果面糊比较干，可以加1克盐让西葫芦出水、变软，再加入适量的水，这样摊出来的蛋饼会比较平滑，口感也会比较松软；俄式酸青瓜是用多种西式香草腌制的，略带咸味，很开胃；黑胡椒有很好的增味作用，拌沙拉时一般不需额外地加盐。

减肥餐4：金枪鱼三明治+金枪鱼蔬菜沙拉

处方标准：主食25克，蛋白质食物100克，蔬菜250克。食物的重量均为生重。

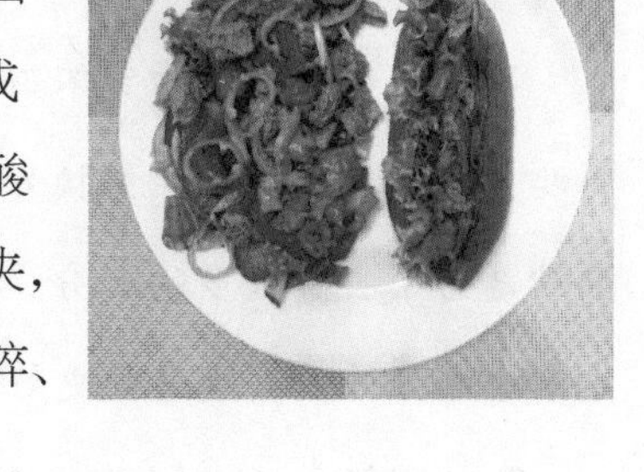

制作过程：①做金枪鱼三明治可用烤箱自己烤面包，也可以直接购买市售的全麦吐司或白吐司；将生菜叶、洋葱丝、彩椒丝、俄式酸青瓜片等蔬菜（共70克）一层层地往面包里夹，再将水浸金枪鱼（20克）、水煮蛋（50克）切碎、夹入面包中。

②拌金枪鱼蔬菜沙拉可以使用自己喜欢的蔬菜，将蔬菜（180克）洗净切丝，加入金枪鱼（30克）拌匀，再加入热量比较低的沙拉汁调味。

小贴士

水浸金枪鱼味道比较淡，可以加入适量盐、番茄酱、黑胡椒调味。晚餐中的蛋白质食物总量应控制在100克左右。

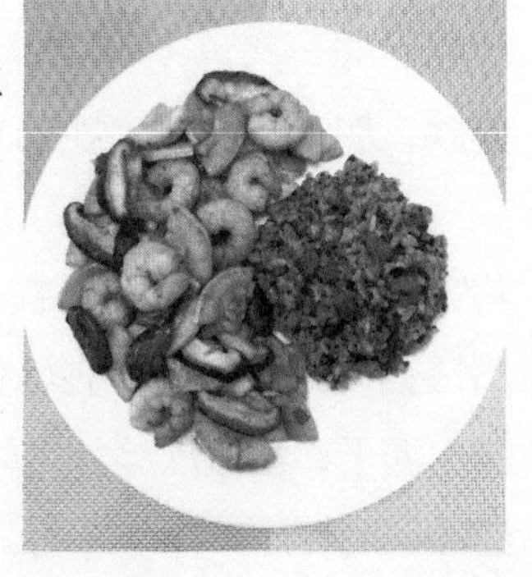

减肥餐5：香菇牛肉焖饭+香菇西葫芦炒虾仁

处方标准：主食25克，蛋白质食物100克，蔬菜250克。食物的重量均为生重。

制作过程：①取瘦牛肉（40克）切丁，取香菇、彩椒、洋葱 (共50克)切丁，在锅内薄薄地刷一层油（少于1克），加入上述食材一起煸炒，出锅前淋适量蚝油；在电饭锅底层加入洗净的生米，加水，米和水的比例为1:1，将煸好的牛肉和蔬菜倒入电饭锅平铺在上层，按一般的煮饭程序煮饭，食用前加黑胡椒粉，味道更佳。

②取60克虾仁解冻、沥干水分，加入白胡椒粉、料酒（1小勺）、适量生蛋白或湿淀粉，抓匀，腌制10分钟；取西葫芦、香菇（共200克）切片，在锅内薄薄地刷一层油（少于1克），加入西葫芦和香菇煸炒至两者均呈半透明状盛出备用；在锅内刷油（2克），加入葱花、姜末炝锅，倒入虾仁翻炒至虾仁泛红、弯曲，加入煸好的蔬菜，加酱油（5克），混匀上色后即可出锅。

小贴士

焖饭的量如果太少则不好操作，可以一次按食材数量的整倍数量多做一些，分几顿食用，注意按处方标准控制好每顿食用的量；蔬菜和肉提前煸炒是为了去除过多的水分，这样焖饭时加水的量比较好把握，焖出的饭也不会水分过多，口感会更好。

减肥餐6：炒三文鱼＋拌三鲜＋烤馒头片

处方标准：主食75克、蛋白质食物100克、蔬菜250克。食物的重量均为生重。

制作过程：①准备蒸熟的杂粮馒头（110克），处方中主食75克为生重，75克杂粮面粉做成熟的杂粮馒头约为110克。将馒头切片后放在烤面包机上中档烤制。

②将三文鱼（100克）切成粒，放入锅中煸炒，加入胡椒盐，炒制3分钟即可。

③准备虫草花、秀珍菇、黄瓜（共250克），将黄瓜切丝备用；煮一锅开水，放入虫草花、秀珍菇烫2分钟，取出食材将其浸泡于凉水中，捞出沥干；在黄瓜丝、虫草花、秀珍菇中加入红油、凉拌汁，拌匀即可。

减肥餐7：马铃薯泥＋熏鸡＋炒时蔬

处方标准：主食75克、蛋白质食物100克、蔬菜250克。食物的重量均为生重。

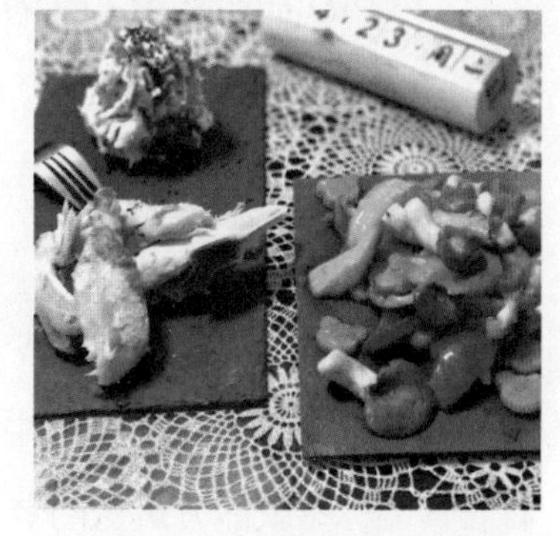

制作过程：①准备熏鸡75克（市售成品）。

②因主食选用马铃薯，所以分量可增至200克。将马铃薯（200克）洗净后放到蒸锅蒸20分钟，然后去皮、捣成泥，加入饮用水（20克），加香葱末、胡椒盐、黑芝麻搅拌均匀。

③准备秀珍菇、胡萝卜（共250克），将胡萝卜切片备用，将秀珍菇在开水中烫2分钟、取出浸泡于凉水，捞出沥干；在锅中放食用油（5克）、蚝油，加入蒜末、胡萝卜和秀珍菇炒熟。

减肥餐8：藜麦海鲜饭

处方标准：主食75克、蛋白质食物100克、蔬菜250克。食物的重量均为生重。

制作过程：①将藜麦（75克）洗净，煮10分钟，盛出备用；将虾（100克）开背、去虾线备用；将西蓝花、胡萝卜、洋葱、香菇、彩椒（共250克）切好备用；取适量蒜末备用。

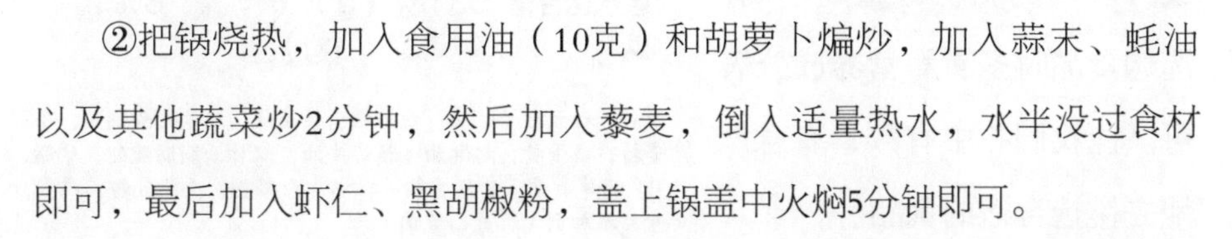

②把锅烧热，加入食用油（10克）和胡萝卜煸炒，加入蒜末、蚝油以及其他蔬菜炒2分钟，然后加入藜麦，倒入适量热水，水半没过食材即可，最后加入虾仁、黑胡椒粉，盖上锅盖中火焖5分钟即可。

选购食品时先看看食品标签上的营养信息

看食品标签可以分辨食品的品类

很多老人喜欢给孩子买牛奶，但经常把含乳饮料当成牛奶，其实只要看看食品标签就能分辨这两者。每100克含乳饮料中的蛋白质含量大约是0.8克或1.0克，而每100克牛奶含蛋白质在2.3克以上。在挑选食物时如果能看懂食品标签就能掌握很多信息，从而选择更加营养、更加合适的产品，避免被误导。

食品标签怎么看?

第一，看生产日期。这是必须把关的，应尽量选择比较新鲜的食品。

第二，看配料表。配料表中的成分是按照含量的多少排序的，排在第一个的就是含量最多的。比如有的豆粉，配料表第一个写的是大米，那么它可能不是你想象的那种豆粉。

第三，看营养成分表（表13）。比如买饮料时看看营养成分表中的含糖量高不高、热量高不高，买饼干时看看营养成分表中的脂肪含量高不高。选购食品时多看看营养成分表可以让我们心中有数，有意识地去挑选合适的食品。

表13 营养成分表

项目	蛋黄酥	
	每100克（g）	营养素参考值%
热量	1795千焦（kJ）	21%
蛋白质	6.9克（g）	12%
脂肪	20.8克（g）	35%
反式脂肪酸	0克（g）	
碳水化合物	53.5克（g）	18%
纳	44毫克（mg）	2%

配料：红豆沙（红豆、白砂糖、植物油、脱氢乙酸钠），小麦粉，咸蛋黄，起酥油（精炼牛油、双甘油脂肪酸酯、磷脂、β-胡萝卜素、食用香精），水，白砂糖，全脂乳粉，鸡蛋，食品添加剂（脱氢乙酸钠）

08 如何面对想吃的食物？

减肥时最难以克服的就是食欲。减肥期间不能吃太多的高热量、高糖的食物，那么到底有没有办法控制住自己想吃这些东西的欲望呢？

首先，要给身体补充足量的水分，有时候身体会混淆缺水和饥饿，感觉饥饿其实是口渴造成的。

其次，如果想吃某种高热量的食物，请控制住食欲，可以吃些其他食物代替。例如想吃炸鸡的时候，可以吃一点无糖酸奶和水果以满足口腹欲，还可增加营养。想喝可乐的时候，可以喝一些无糖苏打水，无糖苏打水只含有很低的热量。

再次，每天摄入营养均衡、热量合理的饮食。当一天中的饮食量不足，大脑就会发出想吃高热量食物的信号，可能刚好炸鸡就是你想吃的，所以减肥期间总是想吃炸鸡。面对这种情况，最好的解决方法就是减肥期间要摄入足量且营养均衡的食物，让大脑感知饱腹感。

最后，偶尔吃一次你喜欢的食物来奖励自己的不懈努力，注意每周不超过1次，食不过量，让自己偶尔享受一次美食。减肥需要一个过程，不要过于心急，请根据自身的情况慢慢地调整，这样才能取得最终的胜利。

小贴士

想吃零食时可以喝一些温热的红茶，一方面缓解口腹之欲，另一方面可以提高体温，帮助脂肪燃烧。

09 关于零食的忠告

减重维持期不须禁食所有零食，以每次摄入热量在100千卡以内的零食为宜，可在两餐之间、上下午各加1次零食，零食所含的热量需计入每日摄入的总热量之内。

选择健康的零食：蔬菜、水果、未经过精加工的谷物、低脂奶制品等。

为了区分零食的好与坏，我们可以形象地将零食分为红灯零食、黄灯零食和绿灯零食3种。

- 第一级是绿灯零食，这些食物是可以优先选择的零食，适量地食用对身体有好处。
- 第二级是黄灯零食，如果你已经体重超标，那么一定要适量地食用黄灯零食，这些零食可以补充一些营养，但是一定要注意控制食用量。
- 第三级是红灯零食，这些食品只能浅尝辄止，尽可能不要吃。

绿灯零食代表：猕猴桃、苹果、草莓、黄瓜、西红柿、无糖酸奶、低脂纯牛奶

猕猴桃、苹果、草莓等水果里的许多营养成分对维持代谢、促进心血管健康、抗氧化、防衰老等都有很好的作用。黄瓜、西红柿等蔬菜也可作为绿灯零食的代表。低脂纯牛奶、无糖酸奶、奶酪等也可优先选择。

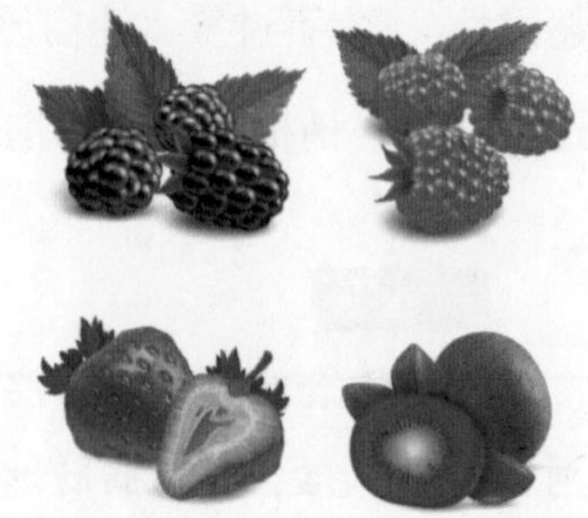

▶ 黄灯零食代表：巧克力、坚果、海苔

虽然巧克力含有非常好的抗氧化成分——类黄酮，但即便是黑巧克力，其油脂含量和热量也很高。所以，在减重维持期的朋友只能少量食用。肥胖、血脂很高、冠心病很重、有胰腺、胆囊疾病以及糖尿病的人，绝不能敞开地吃巧克力，就只能吃一小块当加餐。海苔含有膳食纤维，也含有相当多的盐，每天吃4~5片就够了，吃多了会导致盐分摄入过多。坚果营养丰富，但含油脂较多，一般成年人每天吃油不应超过2.5勺，而一大把坚果所含的油脂可能不止这个量，因此应适量食用坚果，不宜多吃。

▶ 红灯零食代表：糖果、奶油蛋糕、曲奇、起酥面包、卤制肉食、火腿肠

这些零食以精细加工为特征，在加工过程中往往会添加不利于人体健康的添加剂，如过多的盐、糖、香精、色素、含铝的膨化剂、含反式脂肪酸的起酥油以及含有亚硝酸盐的防腐剂等；此外，这些食物都是高油、高糖的食物，含热量非常高，减重维持期的朋友一定要少吃。

10 节日期间如何防止体重反弹？

● 密切监测体重，及时遏制反弹势头。每天1次或者每周数次称量、记录体重，旅行时也可以带上便携式体重计。体重每天只需称1次，以清晨空腹体重为准，不必在一天内多次称体重。

● 明确每天的饮食标准，将饮食标准存在手机上以便随时查看。搞不清自己的饮食标准是什么的朋友，可请营养科医生制订方案。

● 记录饮食日记（每天记录1次或每周记录2～3次）。每周将饮食和运动情况与标准对照，结合体重变化进行评估。

● 保持运动习惯。保持每周4次以上的运动。没有整段时间运动，分段运动也可以，有时间的朋友争取每天都运动。

● 避免外出就餐和吃外卖，尽量吃家里做的饭菜。不要把饭局当成唯一的社交方式，应创建更加丰富、健康的社交方式。

● 家中少放零食。不健康的零食打折也不能买，在家中不要放过多零食。实在要吃零食可适当选择水果、无糖酸奶、绿茶、坚果等。把所有不健康的零食收起来，拒绝诱惑不如避免诱惑。

● 争取家人、朋友的理解和支持。经常与减肥群的朋友互相交流、相互鼓励非常有利于防止体重反弹。

11 减肥过程中如何控制焦虑情绪？

肥胖不仅是一种疾病，还是一种疑难病。对于那些体重超标几十斤的人来说，减肥可是困难重重的持久战，没有良好的心理状态，很难坚持到最后。

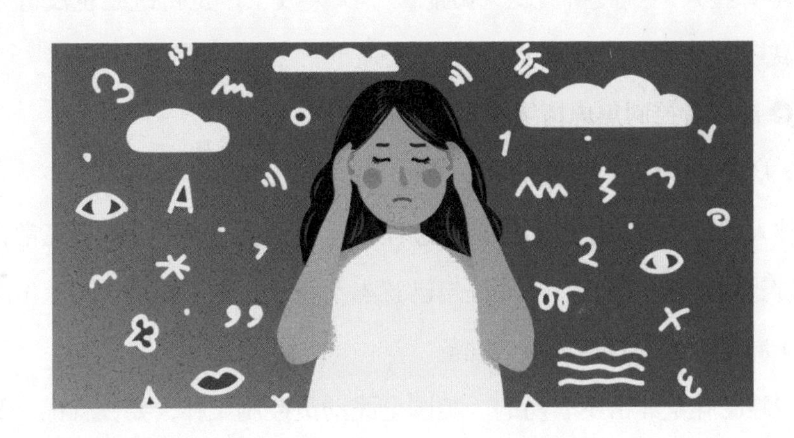

焦虑是减肥的大敌

焦虑是一种正常的情绪，肥胖的人因为担心得上糖尿病和脂肪肝、担心老年时疾病缠身、担心不好找工作或影响升职，才下定决心来减肥。所以说，焦虑也有积极的作用。然而，过度地焦虑会损害健康、限制社会活动表现、降低幸福感。研究显示，过度焦虑是引起肥胖的原因之一，而且很可能导致减肥失败。

● 越焦虑越想吃

持续焦虑状态会刺激皮质醇（压力激素）的分泌，皮质醇过多让人胃口大开。“肚里有食，心里不慌”，吃美食带给人安慰和安全感。许多肥胖者的减压模式是：心里一慌就想吃，吃到吃光、吃不下为止。

● 焦虑导致错误行为，使减肥者不执行医嘱或放弃减肥

减肥者如果要减去几十斤需要半年甚至更长的时间，一帆风顺是不可能的。有些减肥者对挫折特别敏感，偶尔的一两天体重回升就担心不已，不再执行医生设计的饮食方案，越吃越少或者直接取消晚餐，直到身体扛不住才停止；也有些人丧失对正规治疗的信心，又去进行极端的减肥法；还有些人遇到波折就认为减肥又一次失败了，觉得医生也没有办法了，减不下来干脆就不减了。

减肥者控制焦虑情绪的几项措施

● 从疾病的角度看待肥胖

胖人就是病人。肥胖者在减肥过程中遇到平台期或小反弹很正常，这是肥胖这种疾病的特点，不要怪自己意志不坚定，更不要羞于跟医生沟通。

● 减肥须做好打持久战的准备

战胜肥胖是非常不容易的。美国全民动员控制肥胖，要钱有钱，要人才有人才，折腾了20多年，肥胖率还在上升。肥胖者一咬牙、一跺脚，减5千克不是特别难做到，但是如果方法不科学，再往下减身体就熬不住了，而且非常容易反弹。一口吃不成胖子，一时半会儿更减不成瘦子，减肥者也要做好“病去如抽丝”的心理准备。

● 设定合理的减肥目标和减重速度

不切实际的目标是焦虑的一大根源。半年减去体重的5%~10%就能明显地提高健康水平，这是减肥的基本目标。体重100千克的人，半年减5千克就算达标，减10千克就算出色。减肥者在减肥期一定要保证营养的摄入，尤

其是蛋白质的摄入，如果因为减肥心切而摄入食物过少造成营养状况不佳，人更容易发生焦虑、抑郁等问题。对于体重超标很多又选择自助减肥的朋友，如果减重速度大大快于推荐标准，那么营养亏空可能太多，损害健康，难以为继。想快点减肥怎么办？别自作主张地越吃越少，建议去寻求专业医生的帮助。

● 尝试多种减压方式

所有缓解焦虑、保持心理平衡的减压方式都有益于减肥，例如冥想、听音乐、运动、香薰、绣花、画画、做公益、喝热牛奶和花草茶等。

12 将减肥进行到底的小窍门——任务分解与奖励设计

减肥要打持久战，体重超标几十斤的减肥者可能要拿出几个月甚至1~2年的时间减肥。即使成功减到目标体重，也要长期保持警惕，避免反弹。为了把减肥坚持到底，我们需要在程序上做些设计。

分解任务，积小胜为大胜

打游戏时过关挺困难的，但是玩家为什么能坚持不懈呢？因为游戏公司精心地设计了许多小关卡，让玩家一步一步地过关，从一个胜利走向另一个胜利，过程中还有各种惊喜和奖励。减肥也需要这样，把半年的任务分解成每个月、每周的任务，用一个接一个的小胜利激励自己，稳步达到目标体重。

奖励避免跟“吃”挂钩

常有减肥者说“如果减肥成功了，请你吃大餐！”这是一个误区。把奖励和“吃”挂钩可不行，这样一高兴就想起吃美食，越高兴越要找理由大吃一顿，那还怎么减肥呢？奖励设计必须跳出“吃”的圈子，一场电影、一件衣服、一捧花都是很好的奖励，甚至给自己颁发小红花、拍照留念，这都很有意义。有的朋友可能会说了，这个减肥怎么像是管理销售队伍呢？还真是这样。减肥就是体重管理，管理的理念是相通的，富有管理经验的人减肥的成效往往相当不错。

13 减肥成功后如何继续“保重”？

医学营养减重治疗后的体重维持非常重要又非常困难。近年的研究发现，人体存在调控热量平衡的多种机制，以维持体重的相对稳定。在减肥计划结束后1年内，大部分人会增加已减体重的30%~35%，而4年后大部分人基本恢复到减肥前的体重。

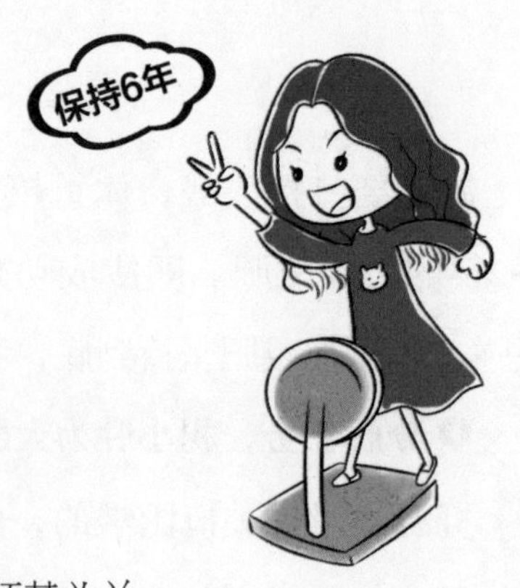

在维持减肥成果时，生活方式和行为干预甚为关键，应首选限能量平衡膳食模式，并且长期坚持，养成习惯；为防止体重反弹，减肥者也可参考前文《减肥者如何避免“溜溜球效应”？》中所列的方法来维持体重。减肥者在减肥成功后须维持体重6年以上体重才能稳定。为了健康，请将保持体重视为生活的一部分，轻松愉快地去享“瘦”人生。

附录一

要美丽、更要健康——我在北京协和医院减肥的感悟

作者：糯米圆子

我在走进医院之初，对于减肥的想法比较简单。随着减肥的进行，我的减肥历程逐渐染上鲜明的个人色彩，我心里的感受也更加丰富。科学地减肥是一次很有意义、很有收获的努力，我想通过分享自己的体会给减肥路上的小伙伴们送去经验与鼓励。

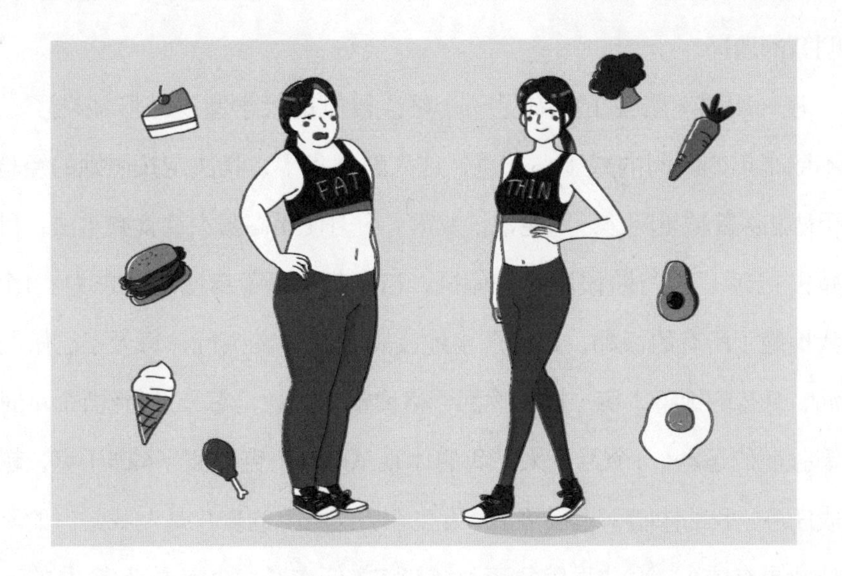

我从今年4月13日到北京协和医院找陈伟主任开始减肥到今天，已经57天了，我的体重从69.1千克减到59千克，减重10.1千克。镜子中自己的身材一天天地变得苗条和匀称，亲友和同事都夸我变瘦、变漂亮了，这感觉怎

一个“爽”字了得！我特别想把自己的体会写下来，与更多像我这样有减肥需求的人分享。

其实我小时候不是个胖子，家族也没有肥胖基因，只是我的骨架比较大。大学期间作为一个身高1.67米的女生，体重从来没有超过52千克。大学毕业后，我的第一份实习工作是在麦当劳当经理，三班倒的工作制、经理享受的可任意吃食物的待遇以及每天大强度的工作使我的体重在短短半年之内飙升到73千克。从此我便开始了痛苦的减肥历程。为了减肥，我几乎尝试了大家推荐的所有减肥法，什么黄瓜、西红柿减肥法、拔罐、针灸、按摩……罪没少受，体重也反反复复地在54千克与70千克之间来回波动。到了30多岁的年纪，我的体重又一次飙升到了将近70千克，当爬楼都成为一种痛苦的负担的时候，我知道我又该开始新一轮的减肥了，这次我做了最明智的选择！

在一次同学聚会上我看见一个好久没见的大学室友减肥成功了，她在不到半年的时间内减了15千克，这太鼓舞我了，我决定按照她的经验求助于协和医院减重门诊。医生建议我第一个月使用高蛋白饮食减重法，目标是减去5千克。执行阶段我近乎偏执，自己都惊讶于自己的意志力。1个月内我拒绝了所有的饭局，每天严格地按照减肥方案执行，每天自己做两顿低油、低盐的饭菜，每一样食物都严格称重并记录，每天进行约1个小时的中等强度的运动。1个月下来，我的体重从69.1千克减到了62.5千克，超额完成任务，我的体脂率也正常了。发生在自己身上的变化是对我最大的奖励，也让我更有信心。我去医院复查时经与陈主任沟通，决定再来1个月的高蛋白饮食减重，巩固一下减肥成果。目前我减肥已有57天，我减了10千克的体重，这让我变了一个人。

我在将近2个月的减肥过程中获得了太多的感悟，我特别想将它写下来跟大家分享。在我看来，减肥的敌人有3个，一是饿、二是馋、三是懒，克服了这3点，减肥这场仗就打赢了90%！

第一，如何解决饿的问题？我的经验是一定要让自己吃饱！因为以往的减肥经历中我多半是吃不饱的，所以一开始我以为这次减肥也得忍饥挨饿，没想到按照陈主任的方案执行下来，不但不会觉得饿，反而每顿饭都吃得很饱、很满足。首先，减重饮食方案中有100克生重的肉类，听起来不多，但100克的肉做熟以后真的是很大的一块肉，吃了以后饱腹感很强；其次，减重饮食方案中有50克生重的主食，听起来觉得很少，但如果换成200克的马铃薯或红薯，是绝对够吃的；最后，饮食方案中有250克生重的蔬菜，这个很关键，挑选自己喜欢的蔬菜，每天尽量多吃几个种类，绝对饱饱的！所以说，北京协和医院的医学营养减重方案能让减肥者吃饱，那么减肥计划也就较容易被执行和坚持。

第二，如何解决馋的问题？我的经验是努力养成瘦子的思维方式。观察一下身边的瘦子，不难发现，我们胖人喜欢的甜品、糕点、肉串等，他们几乎都不吃。克服美食的诱惑我有3个法宝：一是“与之隔离”。把家里的食品收拾一下，把“黑名单上的食物”送人；走在路上要目不斜视，不要去光顾那些食品店铺，把自己跟这些“黑名单上的食物”隔离开，正所谓“眼不见心不烦”。二是“精神支持”。给自己买1件心仪很久、价钱很贵、码数小2码的衣服，挂在家里最显眼的地方。每当自己动了想吃“黑名单上的食物”的念头的时候，就去那件衣服前站一会儿，告诉自己，为了穿上这件衣服必须管住嘴！当爱美之心占了上风的时候，美食就没那么重要了；三是“适当奖励”。给自己设定一个短期目标，比如1周减重1～1.5千克，当达成了这个目标的时候，可以挑选自己最想吃的一种食物，少量地吃一次，既是对自己的鼓励，也可以解解馋，让自己对下一个目标的达成更有信心和动力。

第三，如何解决懒的问题？我的经验是不要把运动当成受罪，要科学地运动并享受运动的过程。首先是选择合适的运动方式。快走、慢跑、游泳都可以，关键是选择自己能够坚持下去的、适合自己的运动方式，也可以交替进行不同的运动，长期进行单一的运动可能会使人产生疲劳感和厌烦情绪，易半途而废。其次是合理地运动。应根据年龄、性别、体重、心肺功能、日常活动量来确定运动量，注意运动量不能超出个人的运动极限。如果时间允许，尽量把一天的运动量一次完成，运动时可以使心率达到并保持在一定的标准上，有利于减脂。如果时间不允许，没有整段的时间进行运动，可以充分地利用零散时间做运动。每天吃完3顿饭后应尽量站着，也可适当进行一下活动，如做做家务、遛遛弯等。最后是享受运动的过程，挥汗如雨就是排毒的过程，我运动了2个月，渐渐地喜欢上了运动，皮肤变得比以前更有光泽和弹性。虽然户外的运动会使皮肤变黑，但皮肤呈现的不是那种没精打采的黑，而是满满精神头儿的健康肤色，那可是许多人梦寐以求的小麦色。更让我兴奋的是，运动使我体内的肌肉增加了，身体机能逐渐提升。因为肌肉的体积较小，肌肉多的人看起来会比同样体重而肌肉较少的人更瘦一些，体形也更好。

克服了上面说的饿、馋、懒的问题以后，剩下的就要靠坚持了，能够坚持下来的原因有很多，比如合理的减肥方案、家人和朋友的鼓励、穿上小码衣服的喜悦等。另外，多和减肥、健身的朋友交流对坚持减肥有非常大的帮助。最后，祝所有减肥的朋友都能健康快乐、身材苗条！

附录二

编导的减肥实战——凤凰卫视《甩肉记》纪录片实录

主持人：在凤凰卫视《生命密码》热播的《甩肉记》中，我们介绍了医学界普遍认可的减肥观点及国内医疗机构正在推广的减肥方案。在本期节目中，生命君将再次访问国内顶尖的减重专家，继续与大家探讨科学减肥的具体细节，本节目的编导积极实践了医学营养减重的全过程，他成功了吗？请看本期节目。

本期嘉宾：

陈伟，北京协和医院医学营养减重门诊、肠内肠外营养科主任医师、教授。

王栋，健身教练，美国亚利桑那州立大学生物学博士。

（一）

减肥者：我是凤凰卫视《生命密码》栏目的编导，今年39岁，熟悉我的人都知道，我缺乏毅力，运动就是我的天敌。每次听说有人成功地戒烟、减肥或者做出任何需要毅力坚持的事情，我的想法都是，你有没有人性啊，是不是了无生趣？我性格懒散、胸无大志，喜欢吃吃喝喝，能坐着不站着，能躺着不坐着，要不然也不会长出这么一身肥膘。大学毕业之后，我几乎每年都会增加5千克的体重，目前我的“毛重”已经达到了120千克，正在朝着125千克一路狂奔。现在听说了肥胖对健康的种种危害，吓死了，这才开始减肥，也希望朋友、家人来监督我。今天是减肥的第一天，希望我能克服“懒”、克服“馋”。减肥是一个我和自己的本性做斗争的过程，下面就是我的减肥实战。

陈伟：我来自北京协和医院肠内肠外营养科，加入协和医院已经22年，我的专业是医学营养。这些年来，越来越多肥胖患者的出现使我逐渐把兴趣放在了减肥这项事业中，我希望能够通过我们的专业指导帮助肥胖的朋友在医学的呵护下安全地进行减肥，提高生活质量，最终获得健康。说起来管住嘴、迈开腿好像很容易做到，其实还是有一定难度的。人的本性是什么？好吃懒做！谁都幻想过上饭来张口、衣来伸手的生活，那么怎么样才能战胜本性呢？第一，要有减肥的需求和决心，找人监督你去减肥，坚持2～3年的时间，养成良好的饮食和运动习惯，好吃懒做的习性就能够被慢慢克服；第二，克服“懒”，培养运动习惯，运动是会上瘾的，当你运动时大脑释放内啡肽，你会感到很高兴、很轻松，会喜欢上出汗的感觉，运动持续2年以后，就养成了运动的习惯，这样你就克服了“懒”；第三，克服“馋”，嘴巴馋是最难克服的，因为我们中国好吃的太多了，诱惑太多，你可以采用分阶段激励法，列出自己的心愿清单，把你最想吃的东西列出来，1个月去吃1次，然后告诉自己我要做一个能控制吃的人，控制食欲要像戒烟一样，慢慢地让自己适应，吃东西前请想清楚，吃这个东西对我的减肥大业会有何种影响？然后一点点减轻对垃圾食品的欲望，这样就解决了“馋”的问题。

减肥者：陈老师，你这么多年控制自己的体重会觉得痛苦吗？

陈伟：我有的时候也会长肉，我的体重也会波动，比如到冬天可能就会长个2千克，到夏天再减个2千克，由于常年搞医学营养减重，我的脑海中有热量的概念，如果中午吃多了，晚上就会去运动一下，始终让自己摄入的热量和消耗的热量大致相等，这样就不会出现大的体重波动，比如一下子长10千克，就不大可能会在我身上发生。

减肥者：请问北京协和医院使用的医学营养减重方式有什么特点？

陈伟：现在流行的减重方式有40多种，我们医院为患者选择了3种方式，并向全国进行推广。第一种是你已经在进行的高蛋白饮食，第二种是轻断食，第三种是限能量平衡膳食。

第一种是高蛋白饮食，这种方式可以让患者有效地减重，具有稳、准、狠的特点。比如对于你这种情况，我们首先采取高蛋白饮食减重方式，因为它可以“短平快”地帮你减重，比较快地让你减到比较理想的体重。

第二种是轻断食，它具有“轻”和“断”的特点。轻断食特别容易被误认为是辟谷，其实不是。现在有很多人一提到减肥就认为主要靠不吃东西，一个星期饿两天，这两天完全不吃饭，光喝水，实际上这样做对坚持工作的人是有一定风险的。有的人过午不食，过了中午以后就不吃饭了，晚饭一点都不吃。作为专业的医务人员，我要告诉大家这种方式是违背人体的生理规律的。一到早餐、午餐、晚餐时间，人体胰岛素的分泌就会到达小高峰，如果此时不进食就会造成低血糖，低血糖会造成大脑的错乱，甚至低血糖昏迷，这是非常有危害的。特别是老年人的肝脏糖原储备不是很好，低血糖昏迷6个小时以上就会脑死亡，救不回来。所以老年人千万别去断食、辟谷。长期的断食危害非常大，即使瘦下来反弹也很快，一恢复饮食很快反弹。另外，糖尿病患者如果不吃东西，人体就会靠动员脂肪来产生热量，产生大量酮体，会导致酮症酸中毒，这种病死亡率很高。我们所说的轻断食和辟谷不同，轻断食是指1周7天中5天正常吃饭，剩下2天减少进食量，这两天我们给减肥者提供食谱，让其按照食谱进食。

第三种是限能量平衡膳食，限能量是指比平时吃得少，平衡是指营养是均衡的。限能量平衡膳食就是摄入的热量比你平日所需的热量稍微低一点但其营养均衡的膳食。一般来说，我们每天会为患者安排20种以上的食物，患者可把好几种蔬菜混在一起吃或多选择几种食材来做菜（如炒木须肉），每一种食物的量少一些，这样不会使食物的总热量超标。这里还要提到一个能量密度的概念，不同食物的能量密度差异很大，如牛肉汉堡的能量密度大概为每100克290多千卡，一个汉堡一般为300~400克，那么它的热量超过1000千卡，这是很惊人的一个数字。西蓝花每100克只有35千卡的热量，汉堡的热量约是西蓝花的8倍。所以减肥的人应该多吃一些蔬菜，拿它去填满肚子。

减肥者：吃蔬菜有限制吗？饿的时候可以吃很多蔬菜吗？

陈伟：多吃一些普通的蔬菜不会对身体造成伤害，但是粗纤维较多的蔬菜就不能吃得太多了，如芹菜和韭菜。吃了太多粗纤维，肚子会胀气，胃会不舒服。一般来说，多吃些普通蔬菜没有问题，但也不能太任性，你不能一饿就吃3千克西红柿，再加2千克黄瓜，会把胃撑坏。

减肥者：减肥者选择什么样的减肥方法才是适合自己的呢？

陈伟：减肥的方案因人而异，有时须多种方法组合应用以产生相辅相成、刚柔并济的效果。比如根据你的情况，我会先使用高蛋白饮食减重法，等你减到比较理想的体重时或到了平台期，我会让你进行轻断食，等体重稳定一两个月，确定你的体重是真的减掉了，我们再让你过渡到限能量平衡膳食。实行限能量平衡膳食期间能吃的食物很多，可以满足食欲、满足社交，但须保证摄入的总热量是低的。不同的人采用的减肥组合方案是不同的。比如门诊曾来过一个女孩，她的体重在正常范围之内，只是外形看着丰满了一点，她对自己要求很高，还想瘦一点。我们就让她采取轻断食的方式，每个月减1～2千克，坚持3个月，减了5千克就结束战斗了，然后就是维持体重了。还有个女青年，失恋以后就大吃大喝，短期内体重一下暴涨10千克，她很想快速地减到自己最理想的状态，她身体挺好，肝、肾功能都不错，我们就让她进行高蛋白饮食减重。还有一个60多岁的妇女，偏胖，血糖有点高，血压也有点高，她来找我们减肥。考虑到她的年龄已经超过60岁，我们既不采用轻断食也不采用高蛋白饮食，而直接采用限能量平衡膳食，让她执行低热量的饮食方案，让她的食物更加多样化，1年下来她慢慢地减了1～2千克，体重维持住了，肌肉也没有丢失，然后我们帮她建立起良好的饮食、运动习惯。

值得注意的是，轻断食和限能量平衡膳食这两种方式几乎适用于所有的健康人，而高蛋白饮食减重方式却并非如此，它要在医生的指导下进行，医生要判断患者需不需要和能不能接受高蛋白饮食方式。只有尊重科学规律才能安全、有效地减肥。

（二）

减肥者：胖不胖怎么评定？什么是瘦体重？

王栋：判断胖不胖要看体内的脂肪含量。对于男性而言，体脂率为10%～20%是正常的，超过20%就超标了，到达25%就会对健康不利。对于女性而言，体脂率超过30%则对健康不利。你的体脂率为38%，也就是身体每100份的重量中就有38份是脂肪。

瘦体重是指人体肌肉、骨骼、内脏和大脑的重量。假设在减肥的过程中人体的内脏、骨骼和大脑的重量是不变的，如果瘦体重变化了，就说明肌肉量发生了变化。我们可以通过检测瘦体重来推算出在减肥期间所减去的脂肪。比如一个减肥者在2个月内从118千克减到了102千克，而经过仪器检测他的瘦体重从73.2千克上升到74.5千克，那么他的体重减少了而肌肉却增加了，说明他的体脂必然是下降了。对于减肥而言，能够多减脂肪、少减肌肉、保持肌肉量的基本稳定甚至增加肌肉是比较理想的。

减肥者：最适合减肥的运动方式是什么？

王栋：“不积跬步，无以减脂肪”，脂肪是一口一口地吃出来的，也要一步一步地减下来。快步走这种运动方式是目前在减肥中使用最多的方式，只要我们持之以恒地走路，那么甩肉会像长肉一样简单！一个朋友找我减肥，我为他制订了一套以有氧运动为主的运动方案，主要训练就是普通的上坡走路。在短短数月中，仅仅靠简单的走路运动，他就实现了减脂增肌的目标。

减肥者：通过运动进行局部减肥可行吗？

王栋：通过运动或控制饮食的方法来进行局部减肥是不可行的。美国加利福尼亚大学尔湾分校医学院的医生曾针对局部减肥的可能性做过试验。他们测量了职业网球选手握拍的胳膊和非握拍的胳膊的围度和肥肉厚度，发现网球选手握拍的胳膊比不握拍的胳膊要粗一圈，但两只胳膊的脂肪含量却是一样的。由此可见通过运动局部减肥是不可能的，但通过运动局部增肌是可以的。有的减肥者身上的脂肪为中心型分布，腹部的脂肪最多，而在体重减轻之后，他身上的脂肪仍然是腹部最多。

减肥者：说到运动减肥，一开始我脑子里浮现出“玩命”“炼狱生存”“凤凰涅槃”等词语，但是后来在我进行运动的这4个月中感觉却不是这样。我是一个运动白痴，从小到大我的体育课成绩就几乎没有及格过，所以提起运动我也不知道自己到底能做什么？后来王教练告诉我一个最简单的项目就是走路，走路也是有要求的，每天走1万步，这1万步好像并不是很多，走起来也不是那么累。我走路多了，坐地铁的次数变少了，以前遛狗走十几分钟就感觉挺累，现在走1个多小时还感觉比较轻松。除此之外，我还经常去健身房运动，在跑步机上设定好坡度（坡度的数值是王教练根据对我的测评推算出的一个数字），然后进行上坡走路。体重大小与走路消耗的热量成正比。我的体重是120千克，每走30千米，就可以消耗0.5千克脂肪。最近63天，我平均每天走了1.3万步，相当于每天走了10.4千米，63天下来，一共走了655千米的路，就是说我光靠走路就减去了约10.5千克的脂肪。当然，并非所有人都需要每天走到1.3万步，应根据自己身体状况酌情考虑运动量。普通体重的人如果每天能走1万步，就是约7千米，1个月可以消耗1～2千克的脂肪，半年下来就能减掉6～12千克体重。

减肥者：走路运动要注意哪些问题呢？

王栋：值得提醒的是，走路运动不能超过个人极限。年龄超过50岁者以及有高血压病、心脑血管病、糖尿病等疾病的患者不能盲目地运动，要在专业人员的指导下依照个性化的运动方案运动。

（三）

减肥者：今天是11月27日，我减肥已经8个月了，在医生和教练的指导之下，我从将近120千克减到90千克，减了约30千克。我现在去北京协和医院复诊，想看一看我的身体在这8个月当中发生了哪些变化。我减肥之前做了全面的体检，检查结果显示，大毛病没有，小毛病不少，脂肪肝、高血压全来了，其他项目的检查结果也不太乐观，8个月过去了，现在又怎么样呢？

B超检查显示，我的脂肪肝不怎么明显了，肝脏也不大了，肝实质回声增强；胆囊和胰腺的大小也正常了；肾脏里面的囊肿小了，而且也没有结石了；原来增大的内脏体积变小了，内脏脂肪也减少了。心电图检查显示心电图波形没有任何的变化，说明在我减肥的过程中心脏是安全的，心脏功能非常理想。肝功能检查中的转氨酶原来是69单位/升，现在是31单位/升，降低了约一半；三酰甘油原来是1.5毫摩尔/升，现在是0.48毫摩尔/升，完全正常了；空腹血糖原来是4.6毫摩尔/升，现在也降下来了，我离糖尿病越来越远了；原来我是高血压，现在血压也正常了；8个月前我的腰围是112厘米，现在是96厘米；我的体重原来是120千克，现在是90千克。我还在减肥的前后分别做了磁共振检查，想让大家了解我在减肥前后身体内脂肪的变化。对比影像图片可以发现，我的身体在减肥后从外观上看比减肥前薄了很多，特别是肚子这边原来有厚厚的皮下脂肪，现在脂肪层薄了一半；原来肝脏很大，现在肝脏变得有棱有角了，其他脏器表面的脂肪也薄了许多；以前我的肚子是凸出来的，现在肚子周围的脂肪减少了很多，肚子基本上平了。磁共振检查的结果让我很满意。

减肥者：听说每个减肥的人都会面临反弹的问题，想解决这个问题应该怎么办呢？

陈伟：控制体重、防止反弹一方面依靠饮食调整，另一方面要建立新的生活方式、摒弃不良习惯。有的人只关注食物的数量，而忽略了食物的能量密度，稀里糊涂地摄入了许多高热量食物。除了水之外，进嘴的食物都有热量，但所含热量差异很大，我们提倡减肥者多吃一些低热量、低脂肪、低糖、高水分的食物，比如蔬菜，蔬菜的含水量特别大，体积也特别大，可以填充空虚的胃。相反，高脂肪、高糖、低水分、低营养的食物属于垃圾食品，热量很高，这些食物应少吃。有的人经常在外面吃饭，摄入热量超标，这样是很难控制体重的。你无法知道饭馆的菜里面有多少的热量，而且大家都在一个盘子里夹菜，不知道自己吃了多少。所以，我们提倡减肥者在家做饭、回家吃饭。建立良好的生活方式并长久地坚持下去是控制体重、防止反弹的关键。

图书在版编目（C I P）数据

协和专家医学减肥处方完全执行手册 / 陈伟主编
. -- 海口 : 海南出版社，2019.12
ISBN 978-7-5443-8981-5

Ⅰ. ①协… Ⅱ.①陈… Ⅲ. ①减肥—处方—手册
Ⅳ. ①R161-62

中国版本图书馆CIP数据核字(2019)第268795号

协和专家医学减肥处方完全执行手册
XIEHE ZHUANJIA YIXUE JIANFEI CHUFANG WANQUAN ZHIXING SHOUCE

主　　编：陈　伟
责任编辑：李向阳
执行编辑：凌亚南
封面设计：熊聿锁
印刷装订：合肥华云印务有限责任公司
读者服务：凌亚南
出版发行：海南出版社
地　　址：海口市金盘开发区建设三横路2号
邮　　编：570216
电　　话：0898-66822109
E-mail：hnbook@163.com
经　　销：全国新华书店经销
出版日期：2020年7月第1版　2020年7月第1次印刷
开　　本：170mm x 240mm　1/16
印　　张：10.75
字　　数：150千
书　　号：ISBN 978-7-5443-8981-5
定　　价：39.00元